DEPRESSÃO E TRANSTORNO BIPOLAR:
A complexidade das doenças afetivas

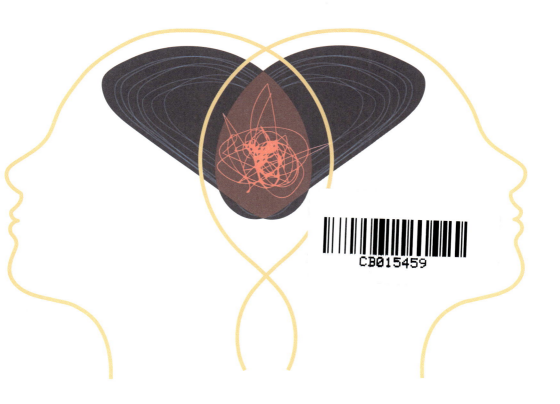

Diego Freitas Tavares
Ricardo Alberto Moreno

DEPRESSÃO E TRANSTORNO BIPOLAR:
A complexidade das doenças afetivas

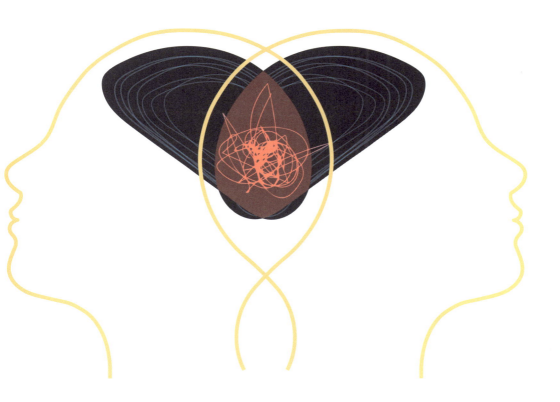

2023

Copyright © 2023 Editora Pandorga

All rights reserved.
Todos os direitos reservados

Editora Pandorga
1ª Edição | 2022

Diretora editorial
Silvia Vasconcelos

Coordenador editorial
Michael Sanches

Assistente editorial
Flávio Alfonso Junior

Preparação
Flávio Alfonso Junior

Revisão
Flávio Alfonso Junior

Diagramação
Danielle Fróes

Capa
Danielle Fróes

Dados Internacionais de Catalogação na Publicação (CIP) de acordo com ISBD

T231d	Tavares, Diego Freitas
	Depressão e Transtorno Bipolar: a complexidade das doenças afetivas / Diego Freitas Tavares, Ricardo Alberto Moreno. - Cotia, SP: Vital, 2023.
	176 p. ; 16cm x 23cm.
	Inclui bibliografia e índice.
	ISBN: 978-65-87140-66-7
	1. Psiquiatria. 2. Depressão. 3. Transtorno bipolar. 4. Bipolaridade. I. Moreno, Ricardo Alberto. II. Título.
	CDD 616.89
2023-289	CDU 616.89

Elaborado por Vagner Rodolfo da Silva – CRB-8/9410

Índice para catálogo sistemático:
1. Psiquiatria 616.89
2. Psiquiatria 616.89

SUMÁRIO

Prefácio 7

Capítulo 1 Os transtornos do humor 11

Capítulo 2 Os Transtornos do Espectro Unipolar.................. 25
- A) A Síndrome Depressiva 26
- B) Subtipos de Síndrome Depressiva 35
- C) O Transtorno Depressivo Maior (Depressão Unipolar)......... 45
- D) O Transtorno Depressivo Persistente........................ 50
- E) O Transtorno Disfórico Pré-Menstrual 52
- F) Transtorno Depressivo Associado a Uma Condição Médica 57
- G) Transtorno Depressivo Induzido por Substâncias 58
- H) Conclusões 59

Capítulo 3 Os Transtornos do Espectro Bipolar 63
- A) A Síndrome Maníaca 64
- B) Subtipos de Síndrome Maníaca............................... 81
- C) O Transtorno Bipolar Tipo I................................ 86
- D) A Síndrome Hipomaníaca 98
- E) Subtipos de Síndrome Hipomaníaca........................... 109
- F) O Transtorno Bipolar Tipo II 110
- G) Transtorno Ciclotímico (Ciclotimia) 124
- H) Outros Transtornos Bipolares............................... 127
- I) Transtorno Bipolar Associado a Uma Condição Médica 129
- J) Transtorno Bipolar Induzido por Susbtâncias 130
- L) Conclusões 131

Capítulo 4 Tratamento dos transtornos depressivos.............. 135
- A) Tratamento do Transtorno Depressivo Maior.................. 137
- B) Tratamento do Transtorno Depressivo Persistente 150
- C) Tratamento do Transtorno Disfórico Pré-Menstrual.......... 151

Capítulo 5 Tratamento dos transtornos bipolares 155
- A) Tratamento do Transtorno Bipolar Tipo I 156
- B) Tratamento do Transtorno Bipolar Tipo II, Ciclotimia e
  Outros Transtornos Bipolares................................ 163

PREFÁCIO

Quando iniciei meus estudos em psiquiatria e transtornos do humor não tinha noção de como estas coisas poderiam estar mais perto de nós do que imaginamos. Quando pensamos em um portador de uma doença psiquiátrica, invariavelmente vem em nossa mente a imagem de uma pessoa muito diferente de nós e francamente instável ou descompensada, em crise. Entretanto, todo transtorno psiquiátrico, assim como as outras doenças em medicina, pode aparecer em graus muito distintos de apresentação clínica. As formas mais graves e prototípicas das doenças, quer seja o indivíduo francamente psicótico na esquizofrenia ou o paciente francamente maníaco no transtorno bipolar, são apenas a ponta do *iceberg,* e muitas vezes estas mesmas doenças podem aparecer de maneiras muito mais sutis e se misturar com a personalidade do indivíduo, produzindo quadros clínicos muito heterogêneos que podem passar despercebidos por anos e, por isso, sem tratamento. Ter uma forma atenuada de doença psiquiátrica, sobretudo um transtorno do humor que se mistura muito com elementos normais do cotidiano, às vezes pode ser mil vezes pior do que ter uma doença grave, isso porque o doente grave é prontamente identificado como tal e nem a família nem os amigos têm dúvida de que seus comportamentos são decorrentes de uma doença e que a pessoa necessita de tratamento. Em contrapartida, quando a doença é leve e espectral, tanto o paciente quanto quem encontra-se à sua volta podem não reconhecer alguns comportamentos como sintomas decorrentes de um transtorno; isto porque as alterações podem não se destacar claramente da personalidade do indivíduo e podem se adentrar no dia a dia da pessoa, de forma que o paciente e os adjacentes podem justificar ou explicar coisas que são sintomas com explicações e justificativas das mais variadas ordens, que podem ir desde "ele tem insônia e não consegue dormir porque está cheio de problemas" até "ela tem ficado irritada e agressiva a ponto de quebrar coisas dentro de casa porque as pessoas não entendem o momento estressante que ela está passando no seu casamento".

Um dos principais motivos que nos fez sentarmos para escrever este livro é o fato de que tanto na internet quanto em livros destinados ao público leigo não existem menções a formas leves de transtornos do humor, quer sejam transtornos depressivos ou bipolares, e nem a manifestações silenciosas e "escondidas" de depressão e bipolaridade. Essa carência de informação disponível para o público geral dificulta muito o atendimento da pessoa com transtorno do humor porque um ponto importante no tratamento de qualquer transtorno psiquiátrico é o doente entender e concordar que alguns de seus comportamentos, pensamentos e sentimentos são parte de uma doença, além do motivo do tratamento e como ele funciona. Como as informações mais ampla-mente disseminadas são de formas graves, muitas vezes é difícil para o paciente se identificar com aquele quadro que muitas vezes é bem diferente do que ele apresenta e com isso o tratamento fica adiado por anos até que a doença se agrave e se torne mais evidente para a pessoa e para as pessoas de sua convivência.

Nas outras áreas da medicina, o diagnóstico geralmente é pro-priedade do médico e quase sempre está protegido de críticas e ques-tionamentos, pois está atrelado a exames que confirmam o quadro. Na psiquiatria, o diagnóstico, por ser baseado nas síndromes clínicas (conjunto de sinais e sintomas apresentados pelo paciente), acaba so-frendo de uma fragilidade inerente à nossa profissão que é a presença constante de suspeitas, dúvidas, críticas, ausência de confiabilidade e questionamentos por parte do doente e seus familiares sobre a veraci-dade do quadro e de como deve ser o tratamento. O paciente precisa acreditar no diagnóstico realizado pelo médico psiquiatra, mas fontes externas de informação são importantes para que o doente tenha aces-so ao conhecimento e tenha artifícios para questionar ou não con-cordar com alguns pontos ou mesmo se proteger de diagnósticos mal realizados. Os tratamentos em psiquiatria também sofrem do mesmo mal e enfrentam dúvidas acerca de sua real eficácia. Isso porque aqui, diferentemente de um quadro infeccioso em que o tratamento mostra o efeito em alguns dias contrastando com o estado anterior, os trata-mentos psiquiátricos são lentos e progressivos, e muitas vezes é difícil o doente perceber a mudança em seus comportamentos em relação ao estado anterior, principalmente porque o medicamento muda a predisposição a se comportar de uma outra maneira e não os comportamentos em si. Dessa maneira, não é raro observarmos situações em que o indivíduo melhora e passa a emitir comportamentos mais adequados, porém este mesmo indivíduo acaba justificando a melhora de outra maneira e não atribuindo o estado atual aos medicamentos ou à psicoterapia, mas sim ao fato de que está agora conseguindo se controlar e melhorar a forma de reagir. É comum vermos familiares e mesmo pacientes questionarem: "Será que foi o remédio mesmo que melhorou a minha energia e a minha vontade de fazer as coisas?".

Dessa maneira, espero que você leitor, quer seja um paciente, um familiar ou um médico de pacientes com depressão ou transtorno bipolar, leia este livro tendo a certeza de que vai encontrar nele dados e explicações que ainda são ainda escassos na literatura. Todos os capítulos serão referenciados ao final com artigos científicos recentes e com qualidade da evidência científica para aqueles que desejarem ler os assuntos discorridos em uma literatura mais científica e formal.

Diego Freitas Tavares

CAPÍTULO 1

Os transtornos do humor

Afinal de contas, depressão e transtorno bipolar são **transtornos mentais** ou **doenças cerebrais**? Embora o termo transtorno mental esteja fortemente enraizado na linguagem popular e no meio leigo, nossa opinião é de que este termo deve ser evitado e em lugar deste prefere-se o termo transtorno ou doença psiquiátrica. Isso porque os transtornos psiquiátricos não são exclusivamente mentais e inclusive muitos deles são puramente comportamentais. Dizer que um transtorno é mental pode fazer com que o portador ou um familiar de um portador de uma doença psiquiátrica acredite que a doença é psicológica ou produzida pela mente da pessoa. Isso prejudica de alguma maneira o tratamento porque pode atrapalhar o entendimento de que os sintomas da doença são em algum grau involuntários, isso é, não foram diretamente produzidos pela vontade do indivíduo e essa visão modifica totalmente a maneira como as coisas são enxergadas. Na realidade, temos que concordar que tanto o termo **transtorno mental** quanto o termo **transtorno psiquiátrico** soam de alguma maneira pejorativos e estigmatizantes — o primeiro porque transmite a ideia de que a depressão e o transtorno bipolar são doenças da mente, e portanto, psicológicas, e o indivíduo que tem um quadro depressivo ou bipolar adoeceu porque pensou de maneira errada ou nociva, o que é profundamente falso; e o termo **transtorno psiquiátrico** também pode soar mal porque o conceito de doença psiquiátrica remete intuitivamente a quadros graves e que a pessoa perde o controle sobre o próprio comportamento, o que no imaginário popular seria o "estado de loucura", que na realidade representa a menor porcentagem dos transtornos psiquiátricos, visto que a maioria deles são leves ou moderados e não levam o indivíduo a perder o controle completo do seu comportamento, o contato com a realidade ou mesmo ser internado. Talvez a melhor maneira de deixar tais doenças completamente livres de algum sentido pejorativo seria associar a palavra cerebral para melhor lembrar a todos que transtornos cerebrais psiquiátricos seriam doenças médicas, de etiologia cerebral, mas de manifestação psiquiátrica e não neurológica.

De qualquer maneira, usar hoje em dia o termo **transtorno psiquiátrico** nos parece mais adequado do que dizer **transtorno mental** porque cada dia mais tem sido mais estudado que **todos** os estados de humor, pensamento e comportamento recorrentes e estereotipados, que pertencem a uma determinada síndrome psiquiátrica, decorrem de um funcionamento anormal do cérebro. Isso não quer dizer que todos os sintomas de um transtorno psiquiátrico tenham que ser tratados apenas com medicamento ou que não possam ser tratados exclusivamente com psicoterapia, visto que tanto os medicamentos com efeito no sistema nervoso quanto as psicoterapias embasadas por evidências possuem a capacidade em potencial de alterar a maneira como as funções do cérebro são desempenhadas.

Muitos pacientes nos perguntam: qual a diferença entre uma **doença neurológica** e uma **doença psiquiátrica** se ambas ocorrem no cérebro? As doenças neurológicas em sua maioria, ao ocorrerem, produzem **lesão** no cérebro e por isso podem ser diagnosticadas através de exames de sangue ou exames de imagem (tomografia e/ou ressonância magnética e/ou eletroencefalograma); por exemplo, um AVC isquêmico (vulgarmente chamado de derrame) decorre da obstrução de uma artéria cerebral que prejudica a chegada de oxigênio e nutrientes a uma determinada área do cérebro e, por isso, aquela área morre e o indivíduo pode apresentar sequelas, a depender da área acometida, como perda de movimentos. Já as doenças psiquiátricas, ao contrário, não produzem lesão (pelo menos nos primeiros anos seguidos à sua instalação) e decorrem de alterações na **função** de algumas áreas do cérebro que continuam a funcionar, mas de maneira diferente do esperado (Figura 1.1). Nas **doenças ansiosas** ocorre desregulação de áreas cerebrais relacionadas à sensação de segurança e, por isso, em todos os transtornos ansiosos (transtorno de pânico, transtorno de ansiedade generalizada, fobia social etc.) é comum observamos sintomas físicos e psíquicos como estados de alerta ativados, como preocupação, insegurança, medo, hipervigilância, tensão etc. Nas **doenças psicóticas** ocorre desregulação de áreas cerebrais relacionadas ao contato com a realidade e à percepção do meio à nossa volta, e por isso nestes transtornos (esquizofrenia, depressão psicótica, psicose associada ao uso de álcool, mania psicótica etc.) observamos que os pacientes podem apresentar delírios (crenças falsas sobre a realidade, por exemplo, "sinto que estão me observando" ou "substituíram a minha família por outras pessoas" ou "tenho o poder de ler a mente das pessoas e influenciar os seus comportamentos") e/ou alucinações (percepções errôneas sobre o meio ambiente como escutar sons que não estão presentes ou ver imagens de coisas ou pessoas que não estão sendo presenciadas pelos outros). Nos **transtornos do humor** ocorre desregulação de áreas cerebrais relacionadas ao humor, ao prazer, à energia, aos impulsos, aos pensamentos e à psicomotricidade.

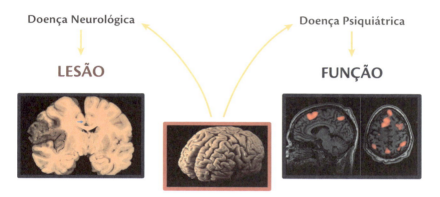

Figura 1.1 – Doenças Neurológicas geralmente produzem lesão no sistema nervoso. Doenças Psiquiátricas decorrem de alterações na função de determinadas áreas do cérebro e estão associadas à inflamação dentro do sistema nervoso central. Alterações em exames de imagem costumam aparecer depois de alguns anos de doença Psiquiátrica.

Embora em quase todos os livros e artigos científicos ainda observemos o termo **transtornos do humor** para se referir aos transtornos depressivos e aos transtornos bipolares, a verdade é que eles são doenças cerebrais decorrentes da desregulação em áreas relacionadas à várias funções cerebrais:

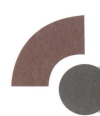

Áreas relacionadas ao controle do humor: estado emocional de base que pode estar aumentado, isto é, a pessoa está se sentindo predominantemente bem e empolgada (humor elevado na mania), ou reduzido, isto é, a pessoa está se sentindo predominantemente mal e mais sensível à tristeza (humor reduzido da depressão);

Áreas relacionadas à capacidade de sentir prazer: capacidade de sentir prazer pelas coisas, que pode estar aumentado (mania) ou reduzido (depressão);

Áreas relacionadas à energia: quando estas áreas não estão funcionando adequadamente, o indivíduo sente a sensação de fraqueza e cansaço (comumente observada na depressão); quando elas estão ativadas, a pessoa sente-se mais energizada, disposta e se cansando menos (comumente observado na mania);

Áreas relacionadas ao controle de impulsos e à iniciativa: quando estas regiões do cérebro não estão ativadas a pessoa tende a se sentir mais sem vontade, sem impulso e sem iniciativa; tudo se torna mais difícil de ser iniciado e desenvolvido, e a emissão de comportamentos se torna reduzida (comumente observado na depressão). Quando estas regiões estão mais ativadas a pessoa se torna impulsiva e aumenta a emissão de comportamentos (comumente observado na mania);

Áreas relacionadas ao pensamento: quando estas regiões do cérebro não estão ativadas a pessoa tende a ter dificuldade de pensar e raciocinar, tudo se torna mais difícil em termos mentais (comumente observado na depressão); quando estas regiões estão mais ativadas a pessoa pensa muito, em grande quantidade e pode chegar a ter a percepção dos pensamentos acelerados (comumente observado na mania);

Áreas relacionadas à movimentação do corpo: pode ocorrer redução da movimentação física (comumente observada em quadros mais graves de depressão) ou aumento da necessidade de se movimentar (comumente observado em quadros mais graves de mania).

Isso explica o fato de que nem sempre que uma pessoa se apresenta profundamente triste esteja com um transtorno depressivo, porque um transtorno depressivo apresenta sempre em maior ou menor graus comprometimento de todas as outras áreas do cérebro relacionadas a esta doença. Em outras palavras, a pessoa apresenta alteração nas áreas relacionadas ao humor (chamadas tecnicamente de sistema límbico e que englobam regiões como giro do cíngulo, hipocampo, córtex pré-frontal etc.), mas também em áreas relacionadas à capacidade de sentir prazer (sistema de recompensa do cérebro chamado de núcleo *Accumbens*), ao controle dos impulsos (as várias regiões do córtex frontal), à movimentação física (centros cerebrais da energia e psicomotricidade: hipotálamo e gânglios da base), a funções vegetativas como sono, apetite, libido e dor (comumente associadas ao tronco encefálico e ao hipotálamo), a funções cognitivas como atenção, memória, pensamento, planejamento e linguagem (associadas a várias regiões do córtex cerebral), à sensopercepção (córtex temporal, parietal e occipital), e ao **juízo da realidade**, que compreende a apreensão e contato com a realidade e inclui saber se as coisas são reais ou não (Figura 1.2).

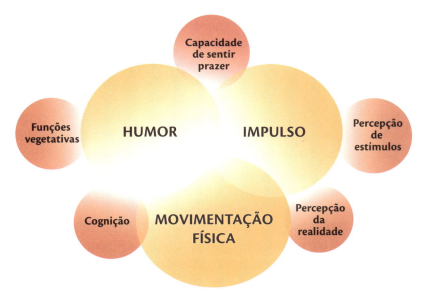

Figura 1.2 – Funções cerebrais alteradas nos transtornos depressivos e bipolares.

Embora a alteração no humor seja o que mais se utiliza para determinar se um indivíduo tem depressão ou transtorno bipolar, um indivíduo deprimido ou maníaco também apresenta na avaliação transversal alterações de outros componentes da afetividade, como sentimentos e emoções. A **afetividade** é a capacidade do cérebro de produzir respostas emocionais espontâneas ou em resposta a estímulos, e compreende os sentimentos, as emoções e o humor. As **emoções** são estados afetivos de forte intensidade e de curta duração, se originam como reação a certos estímulos abruptamente apresentados ao indivíduo, quer sejam eles externos (por exemplo, algum elemento do meio ambiente, como alguém dando um susto numa pessoa) ou internos (por exemplo, uma memória que volta ao pensamento abruptamente desencadeando respostas emocionais intensas). As emoções sempre são acompanhadas de reações físicas mais ou menos intensas como tremor, ereção dos pelos do corpo, aceleração dos batimentos cardíacos, olhos arregalados, suor, entre outras. Um exemplo de **emoção** seria o medo que o indivíduo fortemente sente quando lhe é apresentado um estímulo externo aversivo, como uma faca em sua direção por uma pessoa desconhecida. Nesta situação, além da experiência subjetiva da emoção — o medo —, também pode ser observada uma resposta física de palidez, sensação de fraqueza muscular generalizada, taquicardia, falta de ar e tremores. Outro exemplo de emoção seria a **angústia** apresentada por um filho ao lembrar da imagem de sua mãe no caixão durante o velório, seguido da resposta física intensa de choro, respiração ofegante, falta de ar e enfraquecimento físico. Os **sentimentos** são componentes emocionais mais estáveis, de instalação mais lenta, intensidade mais atenuada que as emoções, porém de duração mais prolongada. Não são tão reativos a estímulos como as emoções e aparecem muitas vezes sem precedente. São os componentes emocionais do pensamento e se acoplam a eles ou às imagens mentais, conferindo a eles uma tonalidade afetiva, isto é, um sentido emocional àquilo que se está pensando. Apresentam componentes predominantemente psíquicos (associados ao pensamento) e com poucos correspondentes físicos, ou seja, muitas vezes não se sabe ao certo o que uma pessoa está sentindo sem que ela nos relate exatamente quais são seus sentimentos no momento, já que fisicamente ela não exterioriza nenhuma reação. Um indivíduo deprimido, por exemplo, pode apresentar sentimentos das mais variadas ordens quando se lembra de fatos passados, mas todos enviesados para o negativo, como tristeza, culpa, inutilidade, desvalia, desesperança, pessimismo, entre outros. Uma pessoa em estado maníaco, em contrapartida, apresenta sentimentos todos enviesados para o positivo como confiança, destemor, coragem, arrogância, prepotência, grandiosidade, entre outros.

O **humor** é um estado afetivo de duração ainda mais prolongada e mais estável do que os sentimentos. Corresponde a um estado de fundo predominante da afetividade, que gera uma predisposição para o surgimento de alguns sentimentos e emoções e para a emissão ou não de alguns comportamentos. O humor é o componente da afetividade que pode se polarizar, isto é, permanecer mais constantemente em um estado ou em outro. Dizemos que o humor está polarizado para depressão quando existe um estado afetivo predominantemente pendente para o lado negativo (não estar se sentindo bem) e polarizado para o polo maníaco quando existe um estado afetivo predominantemente pendente para o lado positivo (estar se sentindo muito bem). Produzido por determinadas regiões do cérebro, o humor é uma função cerebral que, em situação normal, tende a nos fazer reagir adequadamente aos estímulos do meio; mas que, se estiver desregulado, pode pender para um estado emocional mantido (positivo ou negativo) ou pode se apresentar hiper-reativo (quando reage muito a estímulos negativos ou positivos). O humor normalmente oscila frente a estímulos ambientais, e são exemplos de oscilações fisiológicas e esperadas: o humor polarizado para tristeza e saudade após a morte de alguém amado ou perdas de qualquer esfera (pessoais, amorosas, profissionais, financeiras etc); ou mesmo o humor polarizado para otimismo e confiança após ganhos, boas notícias ou boas perspectivas de vida que se aproximam. O humor determina se o afeto (sentimentos e emoções) apresentado no momento presente será positivo ou negativo (Figura 1.3).

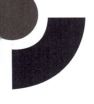

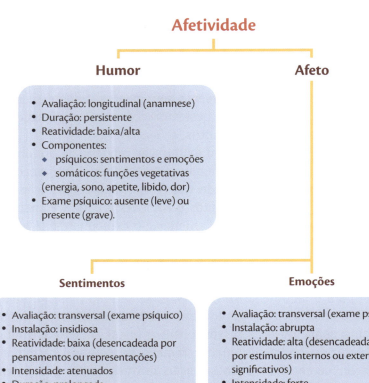

Figura 1.3 – Os componentes da afetividade: humor, sentimentos e emoções.

O **humor** é o componente da afetividade que é utilizado para configurar a presença ou não de um transtorno depressivo ou bipolar porque demanda mais tempo para sua determinação. Precisamos determinar, a partir de uma avaliação longitudinal (que pode ser de dias, semanas ou meses), como a afetividade basal (humor) da pessoa estava para saber se ela sofreu desregulação ou não no humor. A utilização de componentes do afeto (sentimentos e emoções) são menos precisas para a determinação da ocorrência de um transtorno depressivo ou bipolar porque só serviriam para os casos mais graves, visto que apenas em alterações depressivas ou bipolares graves o afeto estará gravemente alterado na avaliação do momento presente. Com isso queremos dizer que a pessoa pode ter depressão ou bipolaridade leves que, no momento da avaliação atual, o afeto não se encontra gravemente alterado, mas que na observação mais distanciada ao longo de períodos mais longos de tempo (no último mês ou ano), algum familiar ou pessoa próxima pôde perceber que houve sim mudança na afetividade basal do indivíduo, no humor. Enquanto sentimentos e emoções podem ser facilmente observados transversalmente, isto é, na avaliação momentânea da pessoa ao exame médico, o humor pode até ser inferido transversalmente, isto é, vendo como a pessoa está emocionalmente, mas uma avaliação mais acurada e segura do humor deve sempre prezar por uma avaliação longitudinal de como a pessoa vem se sentindo nas últimas semanas ou dias, visto que muitas vezes a pessoa pode não aparentar humor alterado num corte transversal; mas a avaliação ao longo do tempo mostra claramente que há predomínio de algum tipo de polarização do humor, principalmente em transtornos em que o humor oscila ou é reativo. A pessoa pode contar que, embora no dia da consulta ela se sinta melhor e mais bem humorada, ao longo desta última semana em quase todos os outros dias houve predomínio de sentimentos e emoções de tristeza e pessimismo, por exemplo.

Assim como em outras funções fisiológicas do nosso corpo, existe uma **regulação interna** para parâmetros considerados fisiológicos, e em termos cerebrais também ocorre regulação do humor frente a situações ambientais. Todos os indivíduos possuem sensores de pressão dentro do coração e das artérias que detectam a presença de sódio e elevam ou reduzem a pressão arterial frente à quantidade do sódio na alimentação. Assim, qualquer pessoa que come uma quantidade maior de sódio pode apresentar transitoriamente elevação nos níveis de pressão arterial, mas o corpo, graças a seus sensores internos, tem a capacidade de corrigir estes valores depois de algum tempo. Só vamos dizer quer o indivíduo está apresentando a doença hipertensão arterial quando notamos uma desregulação recorrente dos níveis de pressão do indivíduo, e para isso precisamos que ele afira a pressão várias vezes por um período de tempo para verificarmos se realmente os níveis de pressão estão constantemente elevados ou se elevando a partir de poucos estímulos. Da mesma maneira, em nosso cérebro existe um sistema de regulação do humor composto por várias áreas que trabalham em conjunto e que polarizam o nosso humor frente a situações positivas (exemplo: a pessoa recebe uma promoção e fica com o humor animado e otimista nos dias subsequentes ao estímulo positivo) ou negativas (exemplo: a pessoa recebe um exame alterado e fica com o humor preocupado e para baixo nos dias subsequentes ao estímulo negativo). Em um transtorno depressivo ou bipolar ocorre desregulação da capacidade cerebral em normalizar o humor.

Existem duas maneiras básicas de o humor se alterar em um transtorno: uma delas é de maneira não – reativa, isto é, quando o humor se polariza para baixo (humor deprimido) ou para cima (humor eufórico) e não volta ao normal por vários dias ou semanas, mesmo que a pessoa tente modificar o humor ou mesmo que novos estímulos do meio sejam oferecidos para que o humor melhore (Figura 1.3). A outra maneira de desregulação do humor é a hiper-reatividade, isto é, o humor se polariza para estados negativos ou positivos de maneira muito rápida e bastante sensível a fatores e estímulos ambientais — por exemplo, uma notícia ruim faz o indivíduo ficar intensamente deprimido, ao passo que, frente a uma boa notícia, ele se torna rapidamente animado e otimista. Oscilações rápidas de humor, de maneira hiper-reativa ao ambiente, costumam ocorrer mais frequentemente em crianças e adolescentes e principalmente nos transtornos do espectro bipolar (Figuras 1.4 e 1.5).

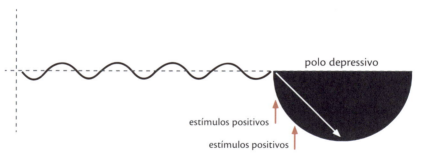

Figura 1.4 – Humor polarizado não-reativo, mesmo com estímulos positivos oferecidos não ocorre melhora.

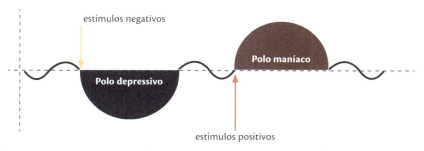

Figura 1.5 – Humor polarizado de maneira hiper-reativa, se modifica fortemente com estímulos do meio.

Atualmente contamos com a **Classificação Internacional de Doenças** (CID – 10ª edição – 1991) e com o **Manual Diagnóstico e Estatístico dos Transtornos Mentais** (DSM – 5ª edição – 2013) da Associação de psiquiatria Americana (APA) como diretrizes que estabelecem os critérios operacionais para o diagnóstico dos transtornos psiquiátricos. É importante ressaltar que a primeira etapa do diagnóstico em psiquiatria é o diagnóstico sindrômico, ou seja, é preciso definir qual a síndrome clínica que o doente apresenta e qual o conjunto de sinais e sintomas que ele evidencia. Ao contrário do que as pessoas pensam, os transtornos psiquiátricos seguem padrões de sinais e sintomas que ocorrem mais ou menos agrupados nos portadores destas doenças. Em outras palavras, apesar de cada indivíduo ser único e ter vivido coisas e situações diferentes, quando o cérebro adoece, ocorrem alterações de pensamento e comportamento que possuem a mesma forma de acontecer em todos os doentes, quer seja ele brasileiro, americano ou indiano. É claro que fatores sociais e culturais podem modificar a maneira que uma pessoa apresenta uma doença, mas isso não é diferente em outras doenças médicas. Um ponto importante para um diagnóstico de um transtorno psiquiátrico é a alteração na forma como o cérebro está funcionando. Normalmente o conteúdo do pensamento também se altera, mas o conteúdo é muito variável entre os doentes e a alteração formal é o que se utiliza para identificar se um transtorno está ou não presente. A **alteração formal de um transtorno depressivo** é uma lentificação de todos os processos psíquicos (redução do humor, energia, prazer, vontade, motricidade, pensamento). A **alteração formal de um transtorno ansioso** é uma redução da segurança, confiança e da capacidade de enfrentar situações desconhecidas, por isso o indivíduo com um transtorno de ansiedade se torna medroso, preocupado e antecipa desfechos negativos. As doenças psiquiátricas possuem a mesma forma de ocorrência, mas o conteúdo sempre varia de indivíduo para indivíduo. Por exemplo, em alguns deprimidos o conteúdo é de culpa, em outros é predominantemente de suicídio e por aí vai. Por isso, quando falamos em diagnóstico sindrômico estamos falando em um conjunto de sinais e sintomas que possuem aproximadamente a mesma forma de apresentação em todos os doentes, e isso permite enquadrar uma determinada ocorrência clínica dentro de uma categoria diagnóstica. O diagnóstico de depressão e transtorno bipolar deve sempre ser da alçada médica porque a apresentação sindrômica de doenças como estas podem trazer diversas surpresas. Muitas vezes um paciente apresenta a síndrome depressiva (os sinais e sintomas), mas que a causa em si não é uma alteração no cérebro (por exemplo, transtorno depressivo) mas sim uma doença em outros órgão do corpo (por exemplo, uma disfunção da suprarrenal).

Durante muito tempo os diagnósticos em psiquiatria foram vistos como formas de rotular o sofrimento de um indivíduo ou descaracterizar a dor, mas assim como em todas as outras áreas da Medicina, o diagnóstico é a primeira etapa em um processo terapêutico pois visa o estabelecimento da doença que vai permitir ao médico orientar o paciente sobre como aquele quadro evolui e quais as perspectivas de tratamento e de solução do problema que estão à frente. Alguns transtornos em psiquiatria são passíveis de resolução após o tratamento, outros possuem uma natureza crônica e vão requerer tratamento para o resto da vida. O diagnóstico é um direito do paciente e permite ao portador e ao familiar entenderem qual o raciocínio que o médico seguiu para definir a presença ou não de uma alteração passível de tratamento. Dizer que alguém é portador de depressão ou bipolaridade em nenhuma hipótese visa enquadrar ou rotular pessoas, e quem pensa assim esquece que, como em qualquer outra doença física como hipertensão, câncer ou artrite reumatoide, o que o portador mais quer saber é o que está acontecendo com ele. Nos casos de depressão e bipolaridade oferecer o diagnóstico permite às pessoas e aos seus familiares saber que alguns comportamentos emitidos pela pessoa são influenciados pela presença de uma desregulação cerebral — e isso modifica muito a maneira como a pessoa e a família enxerga as coisas.

A presença do diagnóstico é importante principalmente porque em psiquiatria os sintomas ocorrem no comportamento e não em uma parte ou órgão do corpo específico e comportamento sempre é passível de julgamento e interpretação por quem está de fora, o líder religioso pode dizer que é espiritual, o vizinho pode dizer que é falta de alimentação adequada e o colega de trabalho vem dizer que é preguiça. O médico psiquiatra, com todo o conhecimento científico disponível, ao estabelecer o diagnóstico refuta todas essas outras hipóteses especulativas sobre o comportamento do paciente, informando a ele e a sua família que seus comportamentos estão estereotipados e enviesados em virtude de desregulação em algumas funções cerebrais, e que ele, assim como várias outras pessoas na espécie humana, estão passíveis de apresentar o mesmo comportamento porque possui uma doença que está associada a um diagnóstico.

REFERÊNCIAS

ASSOCIAÇÃO AMERICANA DE PSIQUIATRIA. *Manual Diagnóstico e Estatístico dos Transtornos Mentais*. Tradução de Dayse Batista. Porto Alegre: Editora Artes Médicas, 2013.

BALDAÇARA, L. *et al*. Humor e afeto. Como defini-los? *Arquivos Médicos dos Hospitais e da Faculdade de Ciências Médicas da Santa Casa de São Paulo*, v. 52, n. 3, p. 108-13, 2007.

BLEULER, E. La afectividad. In: Bleuler, E. (org.) *Tratado de psiquiatría*. 10ª ed. Madrid: Espasa-Calpe, 1971.

BORGES, L. M. *et al*. An Experimental Examination of the Interaction between Mood Induction Task and Personality Psychopathology on State Emotion Dysregulation. *Behavioral Sciences*, v. 5, n.1, p. 70-92, 2015.

CHENIAUX JR., E. Afetividade. In: Cheniaux Jr., E. (org.) *Manual de psicopatologia*. Rio de Janeiro: Guanabara Koogan, 2002.

HAMILTON, J. L. *et al*. Trait Affect, Emotion Regulation, and the Generation of Negative and Positive Interpersonal Events. *Behavior Therapy*, v. 48, n. 4, p. 435-447, 2017.

JASPERS, K. Os fatos particulares da vida psíquica. Sentimentos e estados de ânimo. In: Jaspers, K. (org.) *Psicopatologia geral*. Rio de Janeiro: Atheneu, 1979.

KAPLAN, H. I.; SADOCK, B. J. (eds.). *Compêndio de Psiquiatria - Ciências do Comportamento e Psiquiatria Clínica*. Porto Alegre: Artmed, 2007.

KNEELAND, E. T. *et al*. Emotion malleability beliefs, emotion regulation, and psychopathology: Integrating affective and clinical science. *Clinical Psychology Review*, n. 45, p. 81-8, 2016.

MIGUEL, E. C. *et al*. *Clínica Psiquiátrica*. Barueri: Manole, 2011.

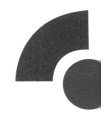

ORGANIZAÇÃO MUNDIAL DE SAÚDE. Transtornos do humor (Afetivos). In: *Classificação de transtornos mentais e de comportamento da CID-10: Descrições clínicas e diretrizes diagnósticas*. Porto Alegre: Artmed, 1993.

PAIM, I. Alterações da afetividade. In: Paim, I. (org.). *Curso de psicopatologia*, São Paulo: EPU, 1993.

RIBOT, T. H. *Les maladies de la mémoire*, Paris: Felix Alcan, 1906.

SCHNEIDER, K. *Psicopatologia Clínica*. Tradução de Emanuel Carneiro Leão. São Paulo: Mestre Jou, 1968.

STANTON, K. *et al*. Replicable Facets of Positive Emotionality and Their Relations to Psychopathology. *Assessment*, v. 22, n. 6, p. 665-80, 2015.

CAPÍTULO 2

Os Transtornos do Espectro Unipolar

Dizemos que um transtorno de humor pertence ao **espectro unipolar** quando as oscilações de humor, energia, impulsos, pensamentos e psicomotricidade ocorrem exclusivamente no sentido depressivo, isto é, de redução ou lentificação. Dessa maneira, podem ser considerados transtornos do espectro unipolar doenças que cursam exclusivamente com sintomas ou com a síndrome depressiva completa (Figura 2.1): (1) transtorno depressivo maior (TDM) episódio único ou recorrente; (2) transtorno depressivo persistente (TDP): distimia, depressão crônica e depressão dupla; (3) transtorno disfórico pré-menstrual (TDPM); (4) transtorno depressivo induzido por substâncias e (5) transtorno depressivo associado a uma outra condição médica.

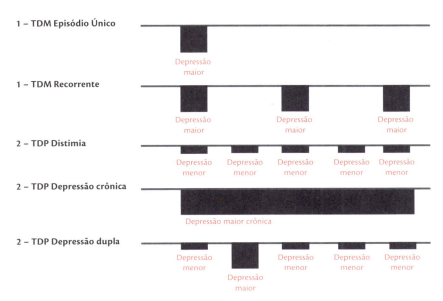

Figura 2.1 – Transtornos do espectro unipolar: 1 – TDM Episódio único, TDM Recorrente (3 ou mais episódios); 2 – TDP Distimia, depressão crônica e depressão dupla; (Continua.)

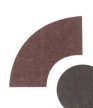

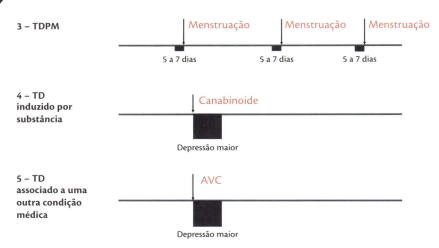

Figura 2.1 – (Continuação.) 3 – Transtorno Disfórico Pré-Menstrual; 4 – TD induzido por substância; 5 – TD associado a uma outra condição médica. O quadrado azul grande representa um episódio depressivo maior e o quadrado azul menor compreende sintomas depressivos que não satisfazemos critérios de um episódio depressivo maior.

A) A SÍNDROME DEPRESSIVA

A **síndrome depressiva** é um conjunto de sinais e sintomas que se agrupam de maneira mais ou menos conjunta nos transtornos depressivos. Dizemos que a síndrome depressiva é **primária** quando decorre de uma alteração no funcionamento do próprio cérebro, e aqui encontramos todas as doenças psiquiátricas que cursam primariamente com depressão: transtorno depressivos e transtornos bipolares (Figura 2.2).

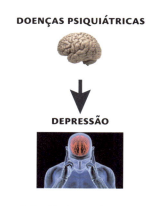

Figura 2.2 – Síndrome depressiva primária: transtornos depressivos e transtornos bipolares.

Dizemos que a síndrome depressiva é **secundária** quando decorre de alterações no cérebro como repercussão de doenças em outros órgãos do corpo ou uso de substâncias ou medicamentos (Figuras 2.3, 2.4 e 2.5).

Síndrome Depressiva Secundária

OUTRAS DOENÇAS FÍSICAS

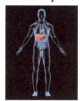

DEPRESSÃO

ENDOCRINOLÓGICAS
- Hipotireoidismo
- Diabetes Mellitus
- Doença de Addison (insuficiência supra-renal)
- Deficiências hipofisárias
- Insuficiência hepática

HEMATOLÓGICAS
- Anemias (ferro, vitamina B12 e ácido fólico)

CARDIOVASCULARES
- Depressão pós-AVC
- Depressão pós-IAM

NEOPLÁSICAS
- Câncer de pâncreas, mama, pulmão, outros.

NEUROLÓGICAS
- Doença de Parkinson
- Esclerose múltipla
- Neurossífilis
- Epilepsia

Figura 2.3 – Síndrome Depressiva Secundária decorrente de outras doenças físicas.

Síndrome Depressiva Secundária

MEDICAMENTOS

DEPRESSÃO

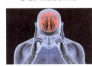

- Interferon (imunossupressor)
- Vanericlina (tratamento do tabagismo)
- Metildopa (tratamento de hipertensão)
- Clonidine (tratamento da hipertensão)
- Topiramato (anticonvulsivante)
- Isotretinoína (tratamento da acne)
- Benzodiazepínicos (tratamento da ansiedade)

Figura 2.4 – Síndrome Depressiva Secundária decorrente do uso de medicamentos.

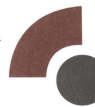

Figura 2.5 – Síndrome Depressiva Secundária decorrente do uso de substâncias químicas.

Quando os sintomas ocorrem exclusivamente no sentido depressivo (lentificação) chamamos de **síndrome depressiva pura** ou simplesmente **síndrome depressiva**. Entretanto, a síndrome depressiva pode ocorrer concomitantemente a alguns sintomas do polo oposto maníaco (ativação), e nesse caso a chamamos de **síndrome depressiva mista**. São características da síndrome depressiva pura um decréscimo na atividade de todas as funções psíquicas (Figura 2.6):

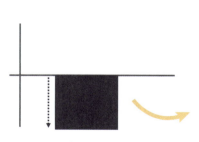

HUMOR: reduzido (deprimido)

ENERGIA: reduzida (fadiga)

AUTOESTIMA: reduzida (inutilidade)

PRAZER: reduzido (sente menos prazer)

ATENÇÃO: reduzida (aéreo, disperso, avoado)

PENSAMENTO:
- reduzido em quantidade: pensa menos
- reduzido em velocidade: lentificado

DISCURSO: reduzido (falando menos, calado)

IMPULSO: reduzido (menos vontade e motivação)

MOVIMENTAÇÃO FÍSICA: reduzida (se mexe menos)

Figura 2.6 – Síndrome depressiva pura: lentificação de todos os processos psíquicos.

(1) Redução do Humor (Humor Deprimido)

A alteração do humor para baixo na síndrome depressiva geralmente é persistente (pode durar mais de duas semanas) e atua de maneira não--reativa, ou seja, não melhora mesmo com estímulos positivos externos ou tentativa da pessoa de se animar ou melhorar o humor. O humor pode se manifestar de maneira deprimida de duas maneiras: uma chamada de **humor deprimido melancólico** (se sentir para baixo, deprimido, triste, sensível, choroso, sem esperança, culpado, inútil, sem valor, sem perspectiva) e outra chamada **humor deprimido apático** (indiferente, incapaz de chorar, sem sentimentos). É importante diferenciar o estado de humor persistente nas últimas semanas do estado de humor basal do indivíduo. Geralmente quando a instalação do transtorno de humor é abrupta ocorre um nítido contraste em relação às características do humor típicas da personalidade do indivíduo, que chamamos de **temperamento**. Alterações de humor para baixo, mesmo que leves, geralmente costumam vir acompanhadas de crítica do paciente sobre seu próprio estado emocional, isto é, a pessoa logo identifica que não está bem, que não está se sentindo animada e o humor não está normal. O mesmo geralmente não acontece com as alterações de humor para cima (humor eufórico ou disfórico), que serão discutidas adiante.

É importante ressaltar que redução graves e abruptas nos níveis de humor geralmente são identificadas pelo indivíduo e por pessoas à sua volta de forma imediata e inequívoca; o grande problema ocorre quando do a instalação do humor deprimido é insidiosa e acontece lentamente, pouco a pouco ao longo de meses ou anos. Nestas situações é comum que nem o próprio indivíduo e nem quem está **à** sua volta perceba que os pensamentos, sentimentos e o humor para baixo decorrem de depressão. Além disso, o doente geralmente atribui outras causas e explicações para não estar se sentindo bem, por exemplo, "problemas da vida", "conflitos familiares", "insatisfação com o emprego", entre outros.

Ao avaliarmos quedas de humor é importante determinar se o humor oscila durante esse processo de queda, isto é, se no meio de um período depressivo a pessoa tem elevações marcantes de melhora do humor (mesmo que não sejam para excessos ou humor eufórico), e também determinar qual o horário do dia o humor está pior (manhã, tarde ou noite). Geralmente depressões melancólicas com humor deprimido apresentam quadro piorado pela manhã, com melhora ao longo do dia.

Quando o paciente relata pensamentos de desesperança, como "não vejo mais luz no fim do túnel" ou "não está mais valendo a pena viver", é importante realizar uma investigação ativa de pensamentos de morte ("seria melhor estar morto") ou de pensamentos de suicídio ("tenho elaborado planos na minha cabeça de como me matar"). Caso as ideias de suicídio sejam intensas e persistentes, pode ser necessário uma internação involuntária para proteger o indivíduo contra o autoextermínio, visto que se trata, portanto, de uma depressão grave e com perda da crítica sobre os sintomas. Nesse estágio, a doença convence o indivíduo sobre uma suposta realidade depressiva irreversível.

(2) Redução na Capacidade de Sentir Prazer

Outro sintoma cardinal da síndrome depressiva, e que geralmente acompanha a redução no humor, é a redução do funcionamento de áreas relacionadas ao prazer, levando a uma perda persistente nessa capacidade, na maior parte dos dias ou até mesmo todos os dias. Este é um sintoma que pode demorar a ser identificado porque não causa um sofrimento tão intenso e evidente quanto o humor francamente melancólico, mas pode ter consequências graves no longo prazo, como afastamento de amigos e de atividades que permitiam socialização, prazer e diversão. É comum a pessoa sentir que coisas que eram muito importantes "agora perderam o sentido" ou "não tem o mesmo impacto prazeroso que antes".

(3) Redução da Energia

É bastante comum o paciente com depressão apresentar redução persistente nos seus níveis de energia físicos (cansaço, fraqueza, fadiga), mesmo sem ter se movimentado ou gastado energia ao longo do dia. Normalmente ocorre de o indivíduo já acordar se sentindo cansado e sem forças como se tivesse trabalhado muito ou feito muito exercício. É interesse notar que centros cerebrais relacionados à energia e disposição físicas se encontram desligados em quadros depressivos. A energia física vem de áreas que estão no sistema nervoso central e não na musculatura da periferia do corpo, por isso quadros como a depressão podem fazer a pessoa se sentir cansada e esgotada.

(4) Redução dos Impulsos

É comum encontrarmos em todo paciente deprimido algum grau de perda da capacidade de iniciativa no qual a pessoa diz sentir que está "empurrando com a barriga", "sem ânimo", "sem motivação para as coisas". Tomado por perda de impulso e disposição, o paciente se vê procrastinando muito e mais indeciso do que o habitual. Ocorre um desinteresse pelo mundo externo e pela interação social, e o indivíduo se torna mais isolado e menos sociável. Passa a não mais fazer planos e a não tomar a iniciativa em qualquer situação; a capacidade criativa fica comprometida; os planos ficam parados, e estes, mesmo quando se materializam, não são levados adiante porque o depressivo logo se perde. É comum os pacientes dizerem que dormem com alguns planos e ideias para o dia seguinte, mas logo que acordam não conseguem coloca-los em prática. Em casos leves de síndrome depressiva pode ocorrer apenas indecisão e procrastinação e o paciente pode não identificar os sintomas como uma doença, mas justifica-los com base em situações e momentos de vida. Isso é temerário pois atrasa a busca por tratamento e traz prejuízos silenciosos para a pessoa. Em casos graves de depressão a perda de impulsos leva o paciente a ficar no leito, acamado, sem sair de casa, sem tomar banho, sem se cuidar e muitas vezes sem se comunicar. Nesses casos o sintoma fica mais evidente e, por consquência, os familiares percebem a depressão de forma nítida.

(5) Lentificação e Enviesamento Negativo do Pensamento

Assim como ocorre com os outros processos psíquicos, nos quadros depressivos puros o paciente apresenta uma alteração na **forma do pensamento** caracterizada por uma diminuição na quantidade e na velocidade dos pensamentos, isto é, percebe que está com a cabeça mais vazia e sem pensamentos, e quando se esforça para pensar, nota que está mais lento e com dificuldade de raciocinar. Em alguns pacientes isso pode ser evidenciado pela perda da agilidade mental que tinha antes: a pessoa se sente menos ágil mentalmente, repercutindo em dificuldade de conversar e de se comunicar, além de baixa criatividade. Em alguns momentos se apresenta mais desligado, sem pensar em nada, excessivamente distraído, como se os pensamentos estivessem ausentes ou bloqueados. Normalmente quando a velocidade e quantidade de pensamento ficam excessivamente reduzidos isso vai repercutir em um discurso reduzido, isto é, a pessoa se torna mais calada e, quando fala, a intensidade da voz é mais baixa e a tonalidade mais fraca. O **conteúdo do pensamento** do paciente com depressão também se altera de maneira a ficar enviesado para o negativo, com pensamentos e visões de mundo influenciados pela depressão. É comum nesses quadros o paciente pensar mais em coisas negativas como ruína, catástrofe, doenças, morte, derrota, prejuízos, danos, perdas. A depressão é como um óculos que distorce a realidade e faz a pessoa enxergar as coisas de maneira diferente, sem otimismo, sem esperança. Muitas vezes os pacientes voltam a se culpar por coisas que julgam terem feito de errado, mas que aconteceram há muitos anos atrás e que estavam esquecidas ou apagadas da memória. A pessoa pode perder a autoestima, se sentir inútil, feia, sem inteligência, sem qualidades ou virtudes.

(6) Redução das Funções Cognitivas

As funções cognitivas são funções do cérebro que permitem a interação lógica e prática com o meio ambiente. Ocorre na síndrome depressiva alteração transitória na atenção, memória e funções executivas (planejamento, flexibilidade mental e tomada de decisão). A alteração atencional mais marcante da depressão é a **redução da atenção espontânea**, isto é, a pessoa se torna excessivamente desligada do meio externo, pouco atraída por estímulos, muitas vezes não reagindo a eventos e perigos que se aproximam. A atenção voluntária, isto é, a parte da atenção em que a pessoa busca ativamente se concentrar em algo, pode estar reduzida ou aumentada. Isto ocorre porque o deprimido pode ter dificuldade de se concentrar em coisas que deseja fazer, como leituras e filmes na TV (**redução da atenção voluntária**), mas também pode apresentar aumento da atenção voluntária para pensamentos ruminativos que atuam com recorrência dentro do campo mental — ou seja, a pessoa fica pensando em coisas repetidas e não consegue se desligar daqueles pensamentos depressivos contínuos, como uma imagem negativa que ocorreu no passado ou uma frase que ouviu de alguém e não gostou (**aumento da atenção voluntária**). Na síndrome depressiva, a memória pode se alterar de maneira quantitativa, apresentando uma redução na **quantidade de memória** guardada (quando não consegue fixar memórias) e na quantidade de memória evocada (a capacidade do paciente de resgatar fatos novos recém armazenados). Além disso, podem ocorrer alterações qualitativas. Por exemplo, lembranças são deturpadas e se tornam excessivamente carregadas de tristeza, pessimismo e culpa. É como se o deprimido lembrasse de fatos negativos de maneira mais intensa e mais catastrófica. Outra função cognitiva alterada na depressão é a função executiva, relacionada com a capacidade de planejar e executar tarefas. Isso explica porque o deprimido também apresenta certa desorganização e falta de capacidade de realizar tarefas do dia-a-dia. É importante lembrar que todas estas alterações cognitivas são temporárias e retornam ao normal após a melhora da depressão, por isso é comum falarmos de **falso quadro demencial**, visto que esta situação não é irreversível como nas verdadeiras demências.

(7) Redução da Movimentação Física

Normalmente a lentificação da motricidade é um sintoma que ocorre em casos mais graves de síndrome depressiva. Em quadros leves ou muito incipientes o paciente pode manter esta função ainda preservada. Entretanto, em quadros graves, é possível notar perda da agilidade para se locomover, algo que pode ser tanto observado pelo paciente quanto pelos familiares.

(8) Alteração das Funções Vegetativas

Sono

Alterações no padrão habitual de sono são comuns em quadros depressivos, podendo ocorrer tanto a redução do sono (insônia) quanto aumento do tempo total de sono (hipersonia). A **insônia** pode ser inicial (dificuldade para começar a dormir), intermediária (indivíduo dorme relativamente rápido, mas acorda várias vezes durante a noite e não consegue voltar a dormir rapidamente) ou terminal (o paciente acorda no fim da madrugada em um horário muito mais cedo do que o habitual e não consegue voltar a dormir). A **hipersonia** é quando o paciente apresenta um aumento do tempo total de sono que excede 10 horas, sente vontade de dormir o dia todo e dorme sempre que pode.

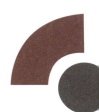

Apetite

Alterações no apetite são também bastante comuns em quadros depressivos. Pode ocorrer tanto **redução do apetite** com consequente perda de peso quanto aumento do apetite e ganho de peso excessivo.

Libido

Concomitante às outras alterações em funções vegetativas também é comum ocorrer redução do apetite sexual em deprimidos. Esta queixa pode ser observada como uma falta de interesse ou redução marcante nos pensamentos sobre sexo e no desejo sexual. É comum os pacientes muitas vezes atribuírem a falta de interesse sexual ao tratamento com antidepressivos, mas o quadro depressivo por si só cursa com queda na libido.

(9) ALTERAÇÃO DAS FUNÇÕES SENSOPERCEPTIVAS

Em quadros depressivos é comum haver uma perda da capacidade de perceber adequadamente as sensações e percepções sobre o mundo externo, o que tecnicamente é chamado de **hipoestesia**. Para o deprimido a comida parece ter sabor insosso, as cores parecem menos brilhantes, os sons pouco vibrantes, etc. Além disso, pode ocorrer deturpações da percepção dos estímulos do meio, por exemplo, quando sons habituais do dia-a-dia são percebidos como se fossem tiros, sombras se tornam vultos, comida parece apodrecida, etc. Em casos mais graves, o paciente deprimido pode apresentar alteração da percepção com sintomas que tecnicamente chamamos de **psicóticos**, como alucinações visuais e auditivas (geralmente relacionadas ao humor deprimido). Exemplos comuns são o testemunho de vozes depreciativas e de conteúdo melancólico, visões da morte, de figuras horrendas e assustadoras, gritos e arrastar de correntes.

(10) ALTERAÇÃO DA PERCEPÇÃO DE REALIDADE

Em indivíduos deprimidos a alteração da percepção da realidade pode ocorrer tanto de maneira discreta e sutil quanto de forma mais intensa e psicótica. Em quadros leves, a alteração de percepção constitui a própria visão distorcida de realidade que pacientes deprimidos apresentam, como por exemplo com uma **vivência de tempo alterada** (horas custam a passar, o sofrimento é eterno, o futuro parece bloqueado, sente que as coisas não andam e tudo está devagar) ou mesmo uma **vivência do espaço distorcida** (ambientes com aparência destruída e sem graça, os espaços parecem estranhos e solitários etc.). Em casos graves, podem ocorrer sintomas psicóticos e delírios congruentes com o humor, como o **delírio de ruína** (crença convicta de que a vida está arruinada); **delírios de culpa** (crença convicta de que tem alguma culpa por algo de errado que fez); **delírio de negação somática** ou **síndrome de Cotard** (crença de que o corpo está morto ou de que está apodrecendo por dentro).

B) SUBTIPOS DE SÍNDROME DEPRESSIVA

Embora a síndrome depressiva seja definida por alterações em funções cerebrais relacionadas ao humor, prazer, energia, pensamentos, impulsos e psicomotricidade, existem subtipos de quadros depressivos com diferentes características clínicas, evolução e respostas ao tratamento. A seguir, trazemos alguns especificadores que correspondem a sintomas que se agrupam de maneira diferente em alguns subgrupos de deprimidos:

(1) Com Características Melancólicas

Pacientes com **depressão melancólica ou somática** apresentam:

1) Humor deprimido melancólico (tristeza, pessimismo, desesperança, choro fácil) e sem reatividade a estímulos positivos;
2) Anedonia (ausência) ou hipo-hedonia (redução) na capacidade de sentir prazer pelas coisas antes prazerosas;
3) Tristeza de qualidade distinta da normal: percepção subjetiva de que a tristeza da depressão é diferente da tristeza que apresentava anteriormente frente a situações negativas de vida;
4) Sentimentos de culpa intensos ou inapropriados;
5) Insônia terminal: acorda pelo menos 2 horas antes do habitual e não consegue voltar mais a dormir;
6) Pior momento de depressão é sentido pela manhã;
7) Acentuada diminuição do apetite com consequente perda de peso;

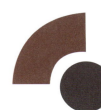

Neste subtipo de depressão os sintomas na esfera do humor são visivelmente marcados pela presença da tristeza. Este subtipo de depressão é o que o leigo entende por depressão ou pessoa deprimida, entretanto é importante ressaltar que a maior parte dos indivíduos com depressão não se apresentam desta maneira, mas de maneira atípica. A depressão melancólica é também chamada de somática porque é marcada por profundas alterações nas funções ditas vegetativas, isto é, funções associadas à manutenção da vida como o sono, à alimentação e à libido. Este tipo de depressão costuma cursar com alterações em exames laboratoriais como elevação de um hormônio associado ao estresse chamado de cortisol e a alterações em exames que avaliam o sono, como a polissonografia. Costumam responder muito bem ao tratamento com antidepressivos, principalmente de uma classe chamada de tricíclicos (ver capítulo de tratamento do transtorno depressivo maior).

(2) COM CARACTERÍSTICAS ATÍPICAS

Pacientes com **depressão atípica ou anérgica** apresentam:

1) Humor deprimido apático (sem as características clássicas da depressão) e com reatividade a estímulos positivos;
2) Aumento do apetite e ganho de peso;
3) Hipersonia: dorme mais de 2 horas do que o habitual ou acima de 10 horas por dia;
4) Falta de energia acentuada com sensação de peso nas pernas;
5) Hipersensibilidade à rejeição interpessoal.

Este subtipo de depressão é o mais comum, apesar de os sintomas na esfera do humor não se mostrarem visivelmente marcados por tristeza, pessimismo ou desvalia. Na depressão atípica o paciente se percebe apático ou com uma indiferença afetiva para a vida. Esse é um dos fatores que pode inclusive postergar o diagnóstico, visto que nem o paciente e nem os familiares conseguem identificar que o humor está alterado, e também porque o humor pode oscilar frente a estímulos positivos. É comum nesse subtipo de depressão o paciente acreditar que está passando por uma fase ruim ou estressante da vida, o que muitas vezes é confirmado pela presença dos sintomas de falta de energia marcante e cansaço. Muitas vezes o sintoma de anergia e cansaço leva o indivíduo a procurar o médico generalista com a suspeita de uma causa clínica para a sintomatologia como uma possível anemia, falta de vitaminas, distúrbios de tireoide ou mesmo câncer. É comum o diagnóstico de "síndrome da fadiga crônica" ou mesmo "síndrome de burnout ou do esgotamento profissional" quando a presença dos sintomas é atribuída a estressores relacionados ao trabalho. Este subtipo de depressão não cursa com alterações em exames laboratoriais e nem em exames que avaliam o sono como ocorre na depressão melancólica. Costumam responder mal ao tratamento com antidepressivos e são depressões que ocorrem mais frequentemente em portadores de subtipos leves de transtorno bipolar, como será explicado a seguir.

(3) Com Características Mistas

Este subtipo de depressão começou a ser descrito recentemente nas diretrizes diagnósticas e passou a permitir que mesmo pacientes que nunca tenham tido um episódio de mania ou de hipomania, que são os termos utilizados para descrever quadros de ativação intensos (mania) ou leves (hipomania), e que, portanto, não possuem o diagnóstico de transtorno bipolar, possam apresentar mesmo dentro da vigência de um transtorno do humor unipolar, sintomas do polo maníaco durante o episódio depressivo. Este subtipo de depressão passou a figurar mesmo entre depressões não-bipolares porque pesquisas recentes mostraram que algumas depressões unipolares podem apresentar alguma sintomatologia da polaridade maníaca sem apresentar características típicas dos transtornos bipolares, como a elevada recorrência e ciclicidade.

Embora a ocorrência de sintomas maníacos junto do quadro depressivo não leve imediatamente a um diagnóstico de transtorno bipolar, acredita-se que a maioria dos pacientes com esta modalidade de depressão possa apresentar desde o início ou em algum momento do curso da doença características que os aproximem dos pacientes bipolares como: história de **início precoce da depressão; história familiar positiva** de bipolaridade ou transtornos psiquiátricos graves; episódios depressivos com **alta recorrência** e maior **refratariedade ao tratamento** com antidepressivos. A síndrome depressiva mista compreende quadros depressivos em que ocorre predomínio de lentificação de funções cerebrais (depressão), mas com alguns sintomas do polo maníaco (ativação) combinados (Figura 2.7):

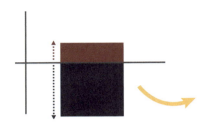

ATENÇÃO: aumentada (distraibilidade, pula de um estímulo para outro)
PENSAMENTO:
• aumentado em quantidade (pensamento agitado)
• aumentado em velocidade (difícil de acompanhar)
DISCURSO: aumentado (falante, reclamando muito)
IMPULSO: aumentado (alta impulsividade mesmo deprimido)
MOVIMENTAÇÃO FÍSICA: aumentada (agitação, inquietação)

Figura 2.7 – Síndrome depressiva mista: predomínio de lentificação com alguns sintomas de ativação.

A síndrome depressiva mista pode se apresentar em graus variados (leve, moderado ou grave). Geralmente em casos de **depressão mista leve** vemos pacientes deprimidos com poucos sintomas de aceleração — por exemplo, pacientes predominantemente deprimidos que, à medida que ocorre energização e aceleração da depressão, começam a **piorar a intensidade e a qualidade do humor deprimido** ("Estou ficando cada vez mais angustiado e desesperado", "Sinto que estou sangrando por dentro", "Estou a ponto de surtar", "Piorei muito a tristeza e o sofrimento") ou começam a apresentar **irritabilidade** (se tornam chatos, ranzinzas, pessimistas, insatisfeitos e reclamam muito), com **excesso ou aceleração de pensamentos** ("Estou ansioso", "Minha cabeça não para", "Sinto desespero mental", "É tanto pensamento que sinto uma confusão dentro da cabeça", "Não consigo parar de pensar", "Meus pensamentos estão a mil" ou "Me sinto acelerado mentalmente") e **distraibilidade** ("Não consigo prestar atenção em livro ou TV porque me pego pensando em outras coisas", "Não consigo forcar porque me pego viajando em outros pensamentos").

Na medida em que a depressão evolui de um quadro lento e parado para um quadro agitado e acelerado é comum observarmos uma piora do sentimento de depressão. A pessoa sofre mais, sente mais a depressão, dizem que "a tristeza é tanta que dói", sentem um aperto, um desespero, uma sensação de que "a depressão está sangrando", de que a depressão vem junto com desespero, dor emocional e muita angústia. O deprimido puro percebe o processo de lentificação mental e a dificuldade para raciocinar; nos quadros mistos existe uma experiência subjetiva de que os pensamentos estão em excesso, pesando muito ou ocorrendo em velocidade aumentada (geralmente incomodando, pois são de natureza depressiva; este caso é diferente do maníaco que, quando acelerado, fica empolgado e se sente mais rápido e produtivo).

Muitas vezes o paciente com depressão mista se queixa de estar se sentindo ansioso, quando na realidade o que ele quer de fato descrever é a presença do "pensar demais", a cabeça que não para, que os pensamentos estão em excesso e incomodando, ou em alguns casos a experiência real de aceleração mental, de pensamentos correndo, impossíveis de serem freados, e até de os pensamentos estarem se encavalando uns aos outros, impossibilitando o paciente de dizer o que está pensando. É comum a pessoa, mesmo sem saber, buscar frear os pensamentos com o uso de calmantes, de maconha ou mesmo de álcool. Em quadros depressivos mistos leves e moderados muitas vezes pode ser difícil observar o indivíduo visivelmente acelerado ou agitado porque os sintomas são discretos e ocorrem apenas em alguns momentos do dia e dentro do campo mental. O psiquiatra inexperiente, quando desconhece essa apresentação fenomenológica de depressão, pode não reconhecer a depressão mista porque não observa na consulta uma pessoa agitada. Se o paciente não for questionado e o psiquiatra não pedir para ele explicar como está seu pensamento e seu fluxo de raciocínio, é impossível avaliar adequadamente este tipo de sintoma quando ele ainda se encontra em estágio leve. É comum o familiar e mesmo a pessoa negar aceleração porque, ao ser questionada sobre isso, ela intuitivamente responde que não se sente agitada porque a agitação normalmente se refere ao senso comum, que é uma pessoa inquieta fisicamente, andando de um lado para o outro. No entanto, quando questionada como está a cabeça, como estão os pensamentos e a mente, aí sim ela consegue relatar que a cabeça não para, e que muitas vezes se sente cansada devido ao excesso do pensar demais.

Em casos de **depressão mista moderada** é possível observar pacientes predominantemente deprimidos, mas que, além dos sintomas descritos anteriormente, também apresentam **aumento de impulsividade** dentro da depressão, ou seja, pacientes que mesmo deprimidos possuem compulsão por drogas ("Sinto necessidade de beber para aliviar o desespero"), sexo ("Me masturbo repetidamente para conseguir sentir algum alívio"), comer ("Comer me faz me sentir menos triste e mais calmo", "Tenho comido grandes quantidades de comida em um curto intervalo de tempo para reduzir a agitação"), uso compulsivo de medicamentos sedativos ("Se eu não tomar o calmante não consigo organizar meus pensamentos", "Sem o calmante várias vezes por dia sinto que a depressão vai me esmagar"), impulso aumentado para tatuagens e visuais bizarros ("Enquanto eu estava deprimida eu senti um impulso forte por raspar todo o meu cabelo", "Senti vontade de pintar todo o meu cabelo de rosa"). Nos casos de **depressão mista grave**, além dos outros sintomas descritos anteriormente (humor depressivo intensificado, irritabilidade, aumento de impulsividade, distraibilidade, aceleração e aumento de pensamentos), é possível ver um **aumento da quantidade de discurso** e da psicomotricidade, isto é, a pessoa reclama mais da depressão, fica mais solicitante, incomoda mais e pede mais ajuda aos familiares, além da **agitação física** (andando e se movimentando de um lado para outro). Apenas nesta intensidade de depressão mista é que muitos familiares e alguns pacientes começam a dizer que se trata de agitação e aceleração físicos, visto que, como dito antes, no imaginário coletivo agitação da depressão é sinônimo de agitação física, de uma pessoa inquieta e com dificuldade de ser acalmada.

A presença de sintomatologia maníaca em um indivíduo deprimido confere maior sofrimento à depressão porque os sintomas do polo maníaco que se agregam ao polo depressivo são geralmente da esfera da aceleração do pensamento, aumento de impulso, desatenção e da psicomotricidade, e não da esfera do humor (que continua deprimido). Em uma depressão mista o paciente permanece deprimido, mas com sintomas de mais ativação do que o de uma depressão pura que normalmente é lentificada e com pouco impulso e energia. Dessa forma, é esperado que um indivíduo deprimido misto reclame mais, fale mais, sofra mais, importune mais, e por isso também é esperado neste tipo de depressão a ocorrência de mais tentativas de suicídio, automutilação (arranca os cabelos, corta a pele, se queima, choca membros do corpo contra a parede, se cutuca etc.) e piores desfechos do ponto de vista clínico (mais internação, piora com o uso de antidepressivos, maiores taxas de internação, pior qualidade vida etc.).

O humor em depressões mistas pode se modificar de um humor deprimido puro ou clássico (tristeza, choro fácil, pessimismo etc.) para um humor irritável. Como alteração de humor sempre vem acompanhada de alteração nas outras esferas associadas (impulsos, pensamento e psicomotricidade), toda vez que se suspeitar da presença de sintomatologia mista na depressão é necessário investigar a presença de todos os outros sintomas que compõem a síndrome mista; isto é, apenas um sintoma isolado não é suficiente para o diagnóstico. Isto quer dizer que depressões apenas com irritabilidade não devem ser consideradas depressões mistas, o paciente deve apresentar outros sintomas maníacos associados para tal. A irritabilidade da síndrome depressiva mista normalmente é diferente da irritabilidade de manias ou hipomanias mistas, que será melhor descrita nos capítulos seguintes. Na depressão mista a irritabilidade se manifesta de maneira mais branda e o paciente apresenta uma irritabilidade que denota sofrimento: fica chato, ranzinza e com maior tendência a reclamar, costuma ser benigna e não ter grande impacto negativo no meio (familiares e outras pessoas do seu convívio). A irritabilidade dos quadros maníacos e hipomaníacos mistos vem com mais energia, e por isso é mais destrutiva. O paciente ataca e agride familiares e outras pessoas, apresenta raiva, ira e se torna agressivo, e por conseguinte, o meio reage negativamente a isso.

A ocorrência de sintomatologia mista em um episódio depressivo pode também levar familiares a duvidarem da sintomatologia depressiva relatada pelo paciente porque ele não "aparenta" estar realmente deprimido, e sim parece estar manipulando, e muitas vezes pode parecer até estar inventando sintomas para conseguir atenção ou algum outro ganho secundário. Toda esta apresentação ocorre justamente porque a presença de sintomas da polaridade maníaca confere energia e impulsos à depressão que desconfiguram a apresentação depressiva clássica. Os médicos e familiares precisam estar familiarizados com este tipo de apresentação depressiva porque é comum a dúvida diagnóstica.

Antigamente a ocorrência de sintomatologia maníaca dentro da depressão não era adequadamente estudada e se acreditava que apenas ocorresse em pacientes com diagnóstico de algum tipo de transtorno bipolar. Hoje em dia este diagnóstico é permitido inclusive em pacientes com depressão que nunca tiveram sequer algum período na vida de mania ou de hipomania. Os tratamentos para esta apresentação depressiva ainda não foram adequadamente avaliados por estudos científicos, mas admite-se que o uso isolado de antidepressivos possa piorar a sintomatologia de aceleração mental.

(4) Com Características Ansiosas

É muito comum existir confusão entre quadros depressivos mistos e quadros depressivos ansiosos. No meio leigo, a ideia de que os indivíduos ansiosos ficam agitados, inquietos, andando de um lado para o outro é muito disseminada, mas em termos psiquiátricos é a síndrome depressiva mista que cursa com ativação, inquietação e aceleração, ao passo que a síndrome depressiva ansiosa cursa com insegurança, preocupação e medo. Embora os indivíduos ansiosos possam apresentar também aceleração de pensamentos, é importante salientar que a alteração formal principal da ansiedade é a insegurança e os sintomas principais da esfera ansiosa são medo, preocupação, hipervigilância e antecipação de desfechos negativos (Figura 2.8). Pacientes com depressão ansiosa apresentam:

1) Sensação de tensão ou hipervigilância;
2) Sensação de estar anormalmente cansado ou esgotado;
3) Dificuldade de se concentrar por medo ou preocupação excessiva;
4) Sensação de insegurança, preocupação ou medo constantes;
5) Sensação de que vai perder o controle sobre si mesmo.

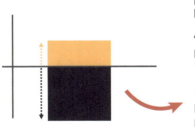

HUMOR: ansioso (preocupação, medo, antecipação negativa do futuro, hipervigilância)

ATENÇÃO: distraibilidade

PENSAMENTO:
- FORMA: quantidade e aumentada velocidade aumentada
- CONTEÚDO: enviesado para o medo e preocupação

FISICAMENTE: taquicardia, sudorese, aperto no peito, alta de ar, sufocamento, tontura, tremor, etc.

Figura 2.8 – Síndrome depressiva com características ansiosas.

(5) Com Características Psicóticas

Depressões psicóticas cursam com delírios (crenças falsas sobre a realidade) e/ou alucinações (percepções de estímulos que não estão presentes no meio). Dizemos que os sintomas psicóticos são congruentes com o humor quando o conteúdo dos delírios e alucinações são consistentes com temas depressivos como culpa, doença, morte, niilismo (negação da própria existência) ou punição merecida. Já nos sintomas psicóticos incongruentes com o humor o conteúdo dos delírios ou alucinações não envolvem temas depressivos típicos e geralmente são de conteúdo bizarro. Cerca de 15% das depressões apresentam sintomas psicóticos. É um especificador que define um subtipo grave de depressão. Geralmente existe história familiar de outros transtornos do humor ou psiquiátricos graves. A presença de um episódio depressivo psicótico aumenta o risco de a depressão pertencer ao espectro bipolar, mesmo que ainda não tenham sido observado episódios de mania ou hipomania.

(6) Com Início no Periparto

Chama-se de depressão no periparto quando o episódio depressivo se inicia no final da gestação ou nas 4 semanas seguintes ao parto. Estima-se que cerca de 6% das mulheres irão experimentar o aparecimento de um episódio depressivo maior durante a gravidez ou nas semanas ou meses seguintes ao parto. O período pós-parto é um período especialmente de risco para o aparecimento de episódios depressivos e maníacos nas mulheres com predisposição, sobretudo devido à influência que os hormônios femininos exercem sobre o sistema nervoso central. Os episódios depressivos periparto geralmente cursam com sintomas ansiosos graves, inclusive com crises de pânico.

Depressão com início no periparto pode aparecer com ou sem sintomas psicóticos. A ocorrência de infanticídio é mais frequentemente associada a episódios psicóticos pós-parto em que ocorrem alucinações de comando na mãe que a estimulam a matar a criança, ou delírios de que o recém-nascido está possuído por uma entidade do mal e que, por isso, deva ser sacrificado. Episódios de humor pós-parto (depressivos ou maníacos) com características psicóticas ocorrem numa frequência de um em mil partos e é mais comum em mulheres primíparas (primeira gestação). A presença de um episódio depressivo pós-parto aumenta o risco de a depressão pertencer ao espectro bipolar, mesmo que ainda não tenham sido observados episódios de mania ou hipomania.

(7) Com Características Catatônicas

A catatonia é um conjunto de alterações comportamentais relacionadas a alterações nos movimentos físicos que pode ocorrer tanto em doenças cerebrais neurológicas quanto em doenças cerebrais psiquiátricas (esquizofrenia, depressão, mania etc.). Depressões catatônicas são por definição quadros graves e com risco potencial de vida, principalmente nos casos em que o indivíduo para se movimentar (risco de trombose e embolia pulmonar) e de se alimentar (risco de desnutrição e desidratação). São características de um episódio depressivo catatônico:

1) Estupor catatônico: ausência de atividade psicomotora, não se relaciona ativamente com o meio ambiente;

2) Catalepsia: o paciente permanece numa postura contra a gravidade imposta pelo observador;

3) Flexibilidade cérea: o paciente fica na posição que o observador determinar;

4) Mutismo: resposta verbal mínima ou ausente;

5) Negativismo: paciente faz oposição a instruções ou estímulos externos;

6) Posturação: manutenção espontânea e ativa de uma postura contra a gravidade;

7) Maneirismo: realiza movimentos e posições repetitivas comuns em ações normais (exemplo: imita o movimento do escovar dentes aleatoriamente ao longo do dia);

8) Estereotipias: realiza movimentos e posições repetitivas não orientadas para um objetivo específico;

9) Agitação não influenciada por estímulos externos;

10) Realização de caretas e expressões faciais estranhas;

11) Ecolalia: imita o discurso de outras pessoas;

12) Ecopraxia: imita os movimentos de outras pessoas.

C) O TRANSTORNO DEPRESSIVO MAIOR (DEPRESSÃO UNIPOLAR)

O **transtorno depressivo maior** ou **depressão unipolar** é o transtorno psiquiátrico que mais frequentemente cursa com síndrome depressiva. Estima-se que em torno de 17% da população mundial irá apresentar transtorno depressivo maior ao longo da vida. Ocorre cerca de duas a três vezes mais em mulheres do que homens devido a fatores hormonais e apresenta um risco de suicídio da ordem de 8% (metade do risco das depressões do espectro bipolar). Embora possa ocorrer em todas as faixas etárias, sabe-se que depressões unipolares são doenças de início mais tardio (acima dos 30 anos). Apresenta-se como episódio único em 20% dos casos, mas em geral tende a ser uma doença recorrente, com três ou mais episódios (80% dos casos). Quanto mais recorrente for a doença depressiva, maior a chance de ela se encontrar dentro do grupo de doenças depressivas do espectro bipolar e estar ocorrendo uma falha diagnóstica por parte do médico que conduz o caso. Quando o paciente apresenta um primeiro episódio de depressão, a chance de ele apresentar o segundo quadro sobe para 50% (contra os 17% da população geral mencionados anteriormente). Após o segundo episódio, a chance de o paciente apresentar um próximo sobe para 70%. Do terceiro episódio de depressão em diante o risco de a doença ficar altamente recidivante é alta — da ordem de mais de 90%.

Além disso, sabe-se que nos primeiros episódios de depressão os gatilhos para o início do quadro costumam ser maiores (doenças físicas, medicamentos ou fatores psicológicos negativos de vida), porém, à medida que o indivíduo apresenta recidiva da depressão os gatilhos para o início de novos quadros podem ser mínimos ou mesmo ausentes, como se a doença apresentasse uma malignização e uma tendência a recidivar espontaneamente. Por isso, um tratamento incisivo e completo (remissão) nos primeiros quadros de depressão é tão importante, pois evita que se torne uma doença crônica.

Este é um aspecto delicado porque a sociedade não enxerga a depressão como uma doença médica séria, que ocorre no cérebro, um órgão bastante delicado e complexo. Da mesma forma, os tratamentos de pessoas com depressão moderada ou grave não são vistos com a seriedade que exigem. Há uma falha de informação entre o meio leigo sobre o quanto doenças no humor e no comportamento devem ser separados de comportamentos normais e não patológicos. Ainda existe entre as pessoas a ideia de que depressão é uma doença com forte componente espiritual ou uma doença da alma, de alguém que carrega mágoas do passado ou não sabe pedir perdão. Todas estas explicações não científicas para depressão só contribuem para agravar o quadro, e muitas vezes atrasar ou mesmo abolir todas as possiblidades de tratamento eficaz, visto que estas doenças possuem uma alta tendência para a cronificação, principalmente quando vão se tornando recorrentes, como visto anteriormente.

Até a década de 80 a Psiquiatria como Ciência Médica ainda era muito incipiente e carente de estudos científicos que embasassem os diagnósticos e as condutas. Todos os diagnósticos em Psiquiatria até então, desde psicoses, como a esquizofrenia, e até a depressão, eram entendidos com base em teorias psicológicas psicanalíticas (elaboradoras por Sigmund Freud) que entendiam os transtornos psiquiátricos como reações psicológicas anormais em função das situações de vida, criação e relação com os pais ou conflitos das mais variadas etiologias.

Com o advento das Neurociências, a partir da década de 1980, foi possível entender que os transtornos psiquiátricos na realidade eram distúrbios cerebrais e que todo comportamento anormal que compunha as síndromes psiquiátricas estava relacionado com alterações em neurocircuitos (redes de neurônios integrados) e sistemas cerebrais com a funcionalidade prejudicada. Fatores de vida e de relação são importantes como estressores e gatilhos para tais alterações porque inflamam e desregulam o sistema nervoso, mas não são a causa dos transtornos psiquiátricos. Dessa maneira, conceitos como o de **depressão endógena** e **depressão reativa**, bastante vigentes antigamente, caíram por terra. Nos séculos XIX e XX era senso comum acreditar que, se um indivíduo deprimia sem fatores psicológicos de vida como gatilhos para o quadro, a **depressão era orgânica ou endógena**, isto é, era uma doença realmente cerebral e que precisava de medicamentos. Porém, caso fosse possível atribuir alguma causa prévia psicológica para o início dos sintomas depressivos, daí se falava em **depressão reativa** aos fatores de vida e deveria ser tratada com psicoterapia.

Os estudos da década de 80 colocaram por terra estes conceitos demonstrando que os indivíduos que apresentavam a síndrome depressiva, independentemente se associada ou não a fatores desencadeantes psicológicos, todos tinham as mesmas alterações funcionais no cérebro e em sistemas inflamatórios e, portanto, deveriam ser tratadas necessariamente com medicamentos se fossem moderadas ou graves (pelo menos). Deste período em diante, graças aos estudos em depressão, foi possível estabelecer critérios diagnósticos em Psiquiatria (semelhantes aos das outras doenças em Medicina) e por conseguinte começaram a ser realizadas pesquisas sobre as melhores formas de tratamento e como eram o curso e evolução dos quadros psiquiátricos.

O diagnóstico de transtorno depressivo maior é estabelecido quando ocorre um **episódio de depressão maior** (síndrome depressiva completa) por pelo menos 2 semanas, na maior parte dos dias, durante todos ou quase todos os dias. A definição de mudança de humor, essencial para um diagnóstico, sempre deve levar em conta a linha de base, isto é, os níveis prévios de humor, energia, prazer, pensamentos e outros comportamentos da pessoa. Em quadros depressivos mais graves as alterações de comportamento ficam evidentes, e mesmo pessoas que não conhecem o indivíduo percebem que ele está deprimido, porque a apresentação visual e os comportamentos são intensos e típicos de depressão. Entretanto, em episódios depressivos mais leves os sintomas não ficam evidentes e muitas vezes é possível disfarçar o humor, o pensamento e mesmo o comportamento em locais como trabalho e outros ambientes sociais. Ao mesmo tempo, em depressões leves sempre a própria pessoa ou algum familiar próximo que convive e conhece bem o indivíduo consegue notar que houve uma queda no humor e nos outros aspectos do comportamento que configuram a doença. Este conhecimento é importante porque nem sempre a depressão está estampada no rosto e muitas vezes a pessoa sofre em silêncio com medo do preconceito, de ser confundida com alguém preguiçoso ou com uma baixa eficiência profissional.

Outro ponto importante no conhecimento acerca de depressões leves tem relação com profissionais da área da saúde (incluindo da Psiquiatria e da Psicologia) que, sabendo destes conceitos, terão a consciência de que, mesmo a pessoa não apresentando características visuais de depressão na consulta, ainda assim elas podem apresentar quadros mais leves e que se destacaram da personalidade anterior. Também devemos destacar que a presença de um gatilho desencadeante para o quadro, quer seja medicamento, outra doença física ou mesmo um estressor psicológico, não é necessária para o diagnóstico.

Além disso, pacientes com transtorno depressivo maior nunca apresentaram episódios de mania ou hipomania previamente na vida. Desta maneira, sempre que um paciente for avaliado em quadro depressivo, este deve ser investigado ativamente e a família questionada sobre períodos prévios de mudança de comportamento ou humor para cima. **Episódios depressivos maiores** são períodos da vida em que a pessoa apresentou de maneira evidente e marcada em relação ao comportamento anterior um período de humor, pensamento, impulsos, energia e motricidade visivelmente reduzidos. **Episódios depressivos menores** seriam quadros mais leves e com sintomas de mais difícil caracterização porque apresentam a síndrome depressiva de maneira incompleta e o paciente consegue manter algum grau de funcionalidade, já que nem todos os sintomas estão presentes.

Geralmente, quando o episódio depressivo é maior e de instalação súbita, tanto o paciente quanto os familiares conseguem identificar que algo não está bem e que os sintomas causam sofrimento e incapacitação marcantes. Nestes casos o quadro é facilmente identificado e reconhecido como patológico e o paciente e a família tendem a buscar ajuda tanto dos psicólogos quanto de médicos psiquiatras. O grande problema, ao nosso ver, é quando ocorrem episódios depressivos menores e de instalação insidiosa. Nestes casos, geralmente a própria consciência psicológica do indivíduo reconhece algum grau de insatisfação e mal-estar, mas não reconhece os sintomas como doença e busca explicações psicológicas e interpretações variadas para os sintomas, por exemplo, "estou mal porque estou insatisfeito com meu trabalho" ou "não tenho tido atividades prazerosas por isso estou triste" ou "como estou infeliz com a minha vida estou dormindo mal", quando, na verdade, todos são sintomas isolados, nenhum sintoma explica ou justifica o outro, mas todos fazem parte da mesma síndrome.

O cérebro humano sempre busca por causas, justificativas e mesmo interpretações para as coisas. Isso nos diferencia, por exemplo, de outros mamíferos sem um cérebro com capacidade de reflexão. Em modelos experimentais com cobaias (ratos) para estudar depressão, após criarmos situações ambientais estressoras crônicas que os machucam e fazem sofrer, por exemplo, ele passa a se comportar exatamente como um humano deprimido: se movimenta menos, come menos, dorme mal, sente menos atração por sexo e outras coisas prazerosas, se isola de outros ratos colocados próximos a ele etc. Entretanto, apesar de ele realmente estar deprimido, o cérebro do rato, por ser diferente do nosso, não faz com que ele pense, que sofra, que fique remoendo, que fique lembrando de coisas do passado com tristeza ou que fique em um canto sofrendo sozinho pensando nos motivos pelos quais ele está assim, como faz o cérebro humano.

Esse processo diferenciado ocorre porque nosso cérebro tem contato com todo o nosso corpo através de nervos e, por isso, ele possui duas consciências: uma "biológica" (sente o corpo) e uma "psicológica" (sente e define a pessoa como um EU). Quando estamos com fome ou com sede isso gera uma consciência biológica de um estado interno de fome ou sede. Já a consciência psicológica surge quando nosso cérebro passa por todo o aprendizado que se dá ao longo de nossas vidas sobre tudo que passamos de psicológico e nas relações sociais, e tudo isso fica gravado em nossa memória psicológica. Em relação à nossa afetividade, a mãe nomeia os estados emocionais da criança com base naquilo que ela vê do "lado-de-fora" da criança. E do lado de fora de uma criança a gente só pode ver "causas externas", não "causas internas". Por exemplo, uma mãe, ao ver uma criança chorar, só pode deduzir que ela esteja triste por causa de um problema externo: ou porque a mãe saiu do quarto, ou porque o irmãozinho gritou com ela etc. Tudo isso faz com que as comunicações da mãe com a criança estejam baseadas em "causas externas", não em causas internas. E é esse sistema de comunicação mãe-adulto-bebê que formará a base de nossa consciência psicológica, ou seja, a base desse "segundo eu" que conversa com a gente o tempo todo. Nossa consciência que pensa e reflete sobre o que está ocorrendo. É esse segundo eu psicológico que codifica e interpreta o mal-estar da depressão que a consciência biológica (nosso cérebro alterado) nos apresenta.

A depressão, como uma doença do humor, gera um mal-estar — e, como todo mal-estar que se passa em nosso corpo, esse também tem de ser pensado, refletido e interpretado, e quem faz isso é a nossa consciência psicológica. Por isso é comum a pessoa deprimida pensar muito e buscar a todo tempo uma explicação para a depressão. O problema é que, pelo fato de a depressão ser física (problemas na comunicação cerebral por desordem nas vias neuronais), a consciência psicológica interpreta erradamente o recado da consciência biológica: irá buscar uma causa externa para ela (brigas, perdas, luto, conflitos, problemas, estressores). Por isso nenhum depressivo vai chegar dizendo "Tenho um problema no cérebro que está me fazendo sentir-me mal". A crítica sobre a doença sempre está ausente, a depressão é um par de óculos que distorce a realidade e faz a pessoa enxergar diferente sem saber que está de óculos. Isso tudo porque a depressão também altera o lobo frontal do cérebro, que é a parte do órgão responsável pela nossa crítica sobre estar doente. Portanto, nesses casos, o paciente perde a noção de que o próprio cérebro não funciona bem, exatamente porque a área do cérebro que faz essa crítica não está funcionando bem. Também por isso o deprimido não entende o que sente e muitas vezes busca explicações para sua depressão em coisas que aconteceram vinte anos atrás. A pessoa sofre lembrando de coisas tristes que viveu na infância e tende a explicar o tempo todo seu sofrimento. Os psicólogos, ao atenderem um deprimido, sabem que o problema é físico e muitas das elaborações psicológicas que ele cria são distorcidas pela depressão.

D) O TRANSTORNO DEPRESSIVO PERSISTENTE

O transtorno depressivo persistente (TDP) é todo episódio depressivo (maior ou menor) que apresenta duração de pelo menos 2 anos, e que neste período o indivíduo permaneceu com sintomas quase todo o tempo — ou, no máximo 2 meses sem sintomas, e depois voltou a apresentar depressão novamente. As diretrizes diagnósticas anteriores apresentavam vários tipos de depressões com evolução prolongada (distimia, depressão crônica e depressão dupla), estas que, na última diretriz diagnóstica em Psiquiatria, chamada de DSM-5, foram consolidadas em uma única categoria (transtorno depressivo persistente), porque os estudos científicos mostraram que estas doenças não se diferenciam em termos de tratamento e evolução. Dessa maneira, hoje temos incluído neste diagnóstico três tipos de manifestações clínicas (Figura 2.9):

Transtorno Depressivo Persistente, subtipo distímico

A distimia ou transtorno distímico compreende um tipo de transtorno depressivo persistente (duração de mais de dois anos) nos quais os critérios para um episódio depressivo maior nunca foram cumpridos, isto é, o paciente permaneceu neste período todo apenas com episódios depressivos menores ou sintomas depressivos que não foram suficientemente intensos para caracterizar um quadro de depressão completo. Embora por muito tempo tenha se difundido a ideia de que indivíduos distímicos fossem pessoas com sintomas depressivos predominantemente subjetivos como irritabilidade, pessimismo, seriedade, crítica exagerada, incapacidade de relaxar e sentir prazer, rigidez e ceticismo extremos, os estudos mostraram que a sintomatologia predominantemente subjetiva da depressão e a ausência de sintomas físicos (anergia, lentificação, insônia, alteração do apetite e libido) não são critérios confiáveis para definir a presença ou não de distimia; assim, os critérios atuais definem que qualquer quadro depressivo crônico que não tenha sido suficientemente intenso para definir um episódio depressivo maior (independentemente do tipo de sintoma) deve ser classificado como transtorno depressivo persistente subtipo distímico. Assim, não é o quadro clínico que diz que um paciente tem TDP subtipo distímico ou não, mas sim a duração do transtorno como um todo.

Transtorno Depressivo Persistente, subtipo episódio depressivo maior persistente.

Quando um indivíduo apresenta um episódio depressivo maior, cujos sintomas de depressão intensos e graves persistem durante um período de pelo menos dois anos de duração, dizemos que o transtorno depressivo é persistente e o subtipo é episódio depressivo maior persistente. Corresponde ao que antigamente chamávamos de depressão crônica.

Transtorno Depressivo Persistente, subtipo episódios depressivo maior intermitente

Este diagnóstico se aplica aos pacientes que apresentam episódios depressivos menores persistentes ao longo de dois anos, mas que no meio deste período podem ter sido observados episódios depressivos maiores. Antigamente este quadro era chamado de **depressão dupla**, pois se considerava que eram indivíduos distímicos que apresentavam episódios de depressão maiores superpostos à distimia. Hoje este termo foi abandonado porque a evolução do quadro é característica de um transtorno depressivo prolongado, assim como os outros de mesma natureza.

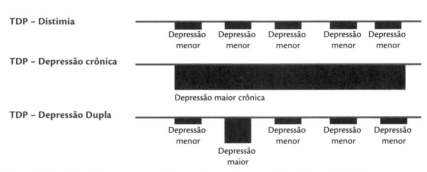

Figura 2.9 – Tipo de transtorno depressivo persistente: a) subtipo distímico; b) subtipo episódio depressivo maior persistente; c) subtipo episódios depressivos maiores intermitentes.

E) O TRANSTORNO DISFÓRICO PRÉ-MENSTRUAL

O termo transtorno disfórico pré-menstrual (TDPM) é um transtorno de humor hormônio-dependente, isto é, se refere a uma desregulação no humor e demais funções relacionadas no período anterior à menstruação, período este em que os hormônios femininos sofrem mudanças súbitas. É importante lembrar que até 80% das mulheres apresentam sintomas pré-menstruais (físicos e psíquicos) que são considerados fisiológicos e que não causam prejuízos ou sofrimento nem físico e nem emocional; 30% apresentam um transtorno pré-menstrual (TPM) que corresponde a um conjunto de alterações **físicas** e **psíquicas** marcantes no período anterior à menstruação que levam à busca por tratamento devido aos prejuízos funcionais e emocionais que este causa; e cerca de 3% a 9% das mulheres apresentam de fato o TDPM, que é um transtorno predominantemente psíquico e com uma gravidade de sintomas mais intensa do que os sintomas psíquicos do TPM.

Embora o TDPM esteja alocado no grupo de transtornos do espectro unipolar, principalmente porque a maior parcela das pacientes se apresenta apenas com sintomatologia depressiva (pura) ou ansiosa, é importante ficar claro que uma parcela destas pacientes também pode apresentar sintomatologia depressiva mista ou até hipomania mista neste período. Este fato não torna essa pessoa portadora de transtorno bipolar (e nem deveria estar no capítulo de depressão unipolar), pois se trata de um outro subgrupo de transtornos de humor, o que provavelmente será modificado nas próximas classificações.

Toda avaliação médica de alterações de humor no período pré-menstrual deve ser pautada por uma diferenciação cuidadosa quanto aos sintomas pertencerem realmente a um transtorno pré-menstrual (aparecem antes da menstruação e desaparecem com ela) ou serem transtornos que já existiam em menor intensidade e que sofreram exacerbação pré-menstrual (os sintomas pioram antes da menstruação mas continuam em menor grau após a mesma).

De forma didática, quando o transtorno é pré-menstrual:

(1) Os sintomas ocorrem apenas em ciclos em que há ovulação (com menstruação);
(2) Os sintomas podem ser físicos e/ou psíquicos;
(3) Os sintomas desaparecem após a menstruação;
(4) Os sintomas ocorrem na maior parte dos ciclos menstruais (alguns dias após a ovulação e antes da menstruação);
(5) Os sintomas devem causar prejuízos significativos na vida diária.

Existem muitas teorias sobre a etiologia do TPM, mas hoje sabe-se que se trata de um transtorno de humor relacionado à sensibilidade de algumas mulheres às mudanças nos níveis dos hormônios femininos (estrógeno e progesterona) no final do ciclo. Antigamente acreditava-se que mulheres com TPM apresentavam níveis mais baixos de progesterona do que as mulheres sem TPM no final do ciclo. A hipótese se apoiava no fato de que mulheres grávidas (inundadas de progesterona) tinham baixa incidência dos sintomas da TPM. Devido a isso, durante muitos anos, o tratamento preconizado foi a reposição de progesterona nos dias antes de a mulher menstruar. Entretanto, os estudos posteriores a isso mostraram que não houve diferença de aferição dos níveis hormonais em mulheres com e sem sintomas de TPM que recebiam o tratamento, concluindo que a reposição de progesterona por si só era ineficaz. Atualmente se considera que, na verdade, as mulheres acometidas por TPM apresentam os sintomas em decorrência de uma maior sensibilidade individual às flutuações nos níveis de progesterona e estrógeno, e não em função de níveis mais baixos de progesterona em si. Além disso, sabe-se hoje que alguns metabólitos da progesterona estimulam neurotransmissores depressores do sistema nervoso como o

GABA e que, portanto, possuem um efeito calmante. No final do ciclo, a queda da progesterona leva uma queda nestes metabólitos e, por consequência, podem ocorrer sintomas como insônia e ansiedade pela falta de estimulação do neurotransmissor GABA. Além disso, quando ocorre queda nos níveis do outro hormônio feminino (o estrógeno) no final do ciclo, consequentemente ocorre menor disponibilidade de serotonina no cérebro e menor efeito serotoninérgico (bom humor e disposição).

Para o diagnóstico de TPM ou TDPM, portanto, os sintomas devem aparecer sempre no **fim do ciclo feminino** (até 7 dias antes da menstruação) e desaparecerem completamente após a menstruação. Incluem sintomas **físicos** e **psicológicos**, em maior ou menor grau. Quando ocorre predomínio de sintomatologia psíquica, o diagnóstico é de TDPM. Deve haver um período de tempo entre o fim da ovulação e o início da menstruação que é livre de sintomas. Estes sintomas não precisam ocorrer em todos os ciclos, mas pelo menos na **maioria dos ciclos** (dois de três ciclos observados consecutivamente). Os sintomas apresentam um **impacto na qualidade de vida** da paciente. A avaliação dos sintomas deve ser preferencialmente **prospectiva** (próximos 3 ciclos a partir da consulta inicial) e feita por meio de uma escala de sintomatologia apropriada (Figuras 2.10 e 2.11). Deve-se **excluir outros transtornos do humor** (unipolares ou bipolares) que se exacerbam no período pré-menstrual.

FERRAMENTA DE RASTREIO DE SINTOMAS PRÉ-MENSTRUAIS				
	ausente	leve	moderado	grave
1. Raiva				
2. Tensão/Ansiedade				
3. Chorosa/Hipersensível à rejeição				
4. Humor deprimido/Desesperança				
5. Interesse reduzido em atividades do trabalho				
6. Interesse reduzido em atividades doméstica				
7. Interesse reduzido em atividades sociais				
8. Dificuldade de concentração				

FERRAMENTA DE RASTREIO DE SINTOMAS PRÉ-MENSTRUAIS				
	ausente	leve	moderado	grave
9. Fadiga/Anergia				
10. Hiperfagia				
11. Insônia				
12. Hipersonia				
13. Sentir-se sobrecarregada ou sem controle				
14. Sintomas físicos: mastalgia, dores de cabeça, dor nas articulações, dor muscular, edema periférico ou ganho de peso.				

Figura 2.10 – Instrumento de rastreio de TPM e TDPM.

FERRAMENTA DE RASTREIO DE SINTOMAS PRÉ-MENSTRUAIS				
	ausente	leve	moderado	grave
A. Interferência na eficiência e produtividade no trabalho.				
B. Interferência no relacionamento com colegas de trabalho.				
C. Interferência no relacionamento com familiares.				
D. Interferência nas atividades sociais.				
E. Interferência nas responsabilidade domésticas.				

Os seguintes critérios devem estar presentes para um diagnóstico de TDPM:
1) Pelo menos 1 sintoma de 1, 2, 3 ou 4 é grave;
2) Pelo menos 4 sintomas de 1 a 14 são de intensidade moderada a grave;
3) Pelo menos 1 comprometimento (A, B, C, D ou E) é grave.

Figura 2.11 – Critérios diagnósticos de TPM e TDPM.

Conforme dito anteriormente, a maior parte das alterações de humor da TDPM são com sintomas depressivos (puros ou mistos) e ansiosos e, por isso, a maior parte das pesquisas de tratamento deste transtorno foram com antidepressivos. Entretanto, vale a pena atentar para o fato de que uma parcela destes pacientes pode apresentar sintomas depressivos mistos e hipomaníacos mistos que são diferentes de uma simples irritabilidade, mas caminham no sentido da agressividade, hostilidade e tendência à briga e provocação (Figuras 2.12 e 2.13). Ainda não existe este tipo de recomendação na literatura, mas provavelmente as pesquisas indicarão que essas pacientes não se mantêm estáveis apenas com antidepressivos e podem até piorar com esses medicamentos, necessitando, por sua vez, de estabilizadores de humor com efeito no polo da ativação (antimaníaco).

Outro ponto que é bastante importante ser mencionado é o de que, se a paciente já é portadora de transtorno depressivo maior ou transtorno bipolar e apresenta intensificação ou novas alterações de humor (estava estável o mês todo) no final do ciclo, isso caracteriza um fenômeno chamado **"exacerbação pré-menstrual"** e não TDPM. O diagnóstico de TDPM só deve ser aplicado a pacientes que não possuem um transtorno de humor primário, passam o mês todo livres de sintomas e, no final do ciclo, em decorrência das mudanças hormonais, vão apresentar tal sintomatologia. Percebemos um excesso de diagnóstico de TDPM em portadores de transtornos de humor, o que do ponto de vista nosológico está equivocado.

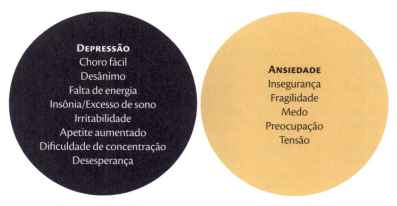

Figura 2.12 – Sintomas de TDPM: sintomas depressivos e ansiosos.

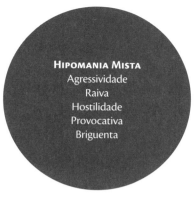

Figura 2.13 – Sintomas de TDPM: sintomas hipomaníacos mistos.

F) TRANSTORNO DEPRESSIVO ASSOCIADO A UMA CONDIÇÃO MÉDICA

Doenças crônicas e com forte componente inflamatório estão mais associadas ao aparecimento de depressão. Antigamente se acreditava que isso se devia ao impacto psicossocial de doenças graves e crônicas, mas hoje sabe-se que doenças em outros órgãos do corpo podem causar uma inflamação que envolve o corpo todo (incluindo o cérebro), levando à depressão como um dos componentes da doença. O fato de o indivíduo ter um quadro depressivo secundário a uma outra doença física não significa que a doença precisa ser tratada primeiro para que a depressão melhore ou desapareça. A abordagem deve ser do tipo inclusiva (depressão foi engatilhada pela doença física) e não exclusiva (depressão é estritamente secundária à doença), e o tratamento deve ser imposto buscando a remissão dos sintomas assim como na depressão que não está associada a outras doenças médicas.

São exemplos de **doenças físicas** que podem cursar com depressão associada: doenças no sistema endócrino (hipotireoidismo, diabetes mellitus, insuficiência da glândula suprarrenal, hipercortisolismo, insuficiência da hipófise e disfunção das glândulas paratireoides), doenças hematológicas (anemias carenciais por falta de ferro, vitamina B12 e ácido fólico), insuficiência hepática, doenças cardiovasculares (depressão pós-AVC e depressão pós-infarto agudo do miocárdio), câncer e doenças neurológicas (doença de Parkinson, esclerose múltipla, sífilis e epilepsia) (Tabela 2.1). Sempre que um paciente apresentar sintomas da síndrome depressiva deve haver uma investigação laboratorial e, eventualmente, com outros métodos clínicos de exame, com o objetivo de identificar outras doenças físicas subjacentes que possam ter sido gatilho para o início da depressão. Isto porque, claro, a doença subjacente também precisa ser tratada, visto que o não tratamento pode resultar em resistência ao tratamento antidepressivo.

TABELA 2.1 – TRANSTORNO DEPRESSIVO ASSOCIADO A OUTRAS DOENÇAS MÉDICAS
(1) Doenças no sistema endócrino: hipotireoidismo, diabetes mellitus, insuficiência da glândula suprarrenal, hipercortisolismo, insuficiência da hipófise e disfunção das glândulas paratireoides
(2) Doenças hematológicas: anemias carenciais (deficiência de ferro, vitamina B12 e ácido fólico)
(3) Insuficiência hepática
(4) Doenças cardiovasculares: depressão pós-AVC e depressão pós-infarto
(5) Câncer
(6) Doenças neurológicas: doença de Parkinson, esclerose múltipla, sífilis e epilepsia

G) TRANSTORNO DEPRESSIVO INDUZIDO POR SUBSTÂNCIAS

Assim como doenças físicas podem ser gatilho para o início de quadros depressivos, o uso de algumas substâncias químicas — como drogas e medicamentos — podem causar alterações funcionais no cérebro que desencadeiam síndromes depressivas. O uso crônico de maconha é o campeão dentre as substâncias que podem induzir depressão, assim como mania, ansiedade e sintomas psicóticos. Além disso, o uso excessivo e recorrente de estimulantes do sistema nervoso central (cocaína, anfetaminas etc.) também pode levar ao aparecimento de depressão como sintoma da abstinência, após cessado o uso dos estimulantes. São exemplos de medicamentos que podem produzir repercussão cerebral com o aparecimento de depressão: Interferon (imunossupressor), Vanericlina (medicamento para o tratamento do tabagismo), Alfa-metildopa (anti-hipertensivo), Propranolol (anti-hipertensivo), Topiramato (anticonvulsivante), Clonidina (anti-hipertensivo), Isotretinoina (antiacne) e Benzodiazepínicos (calmantes e sedativos) (Tabela 2).

TABELA 2.2 – TRANSTORNO DEPRESSIVO INDUZIDO POR SUBSTÂNCIAS.
(1) Drogas: maconha e abstinência de psicoestimulantes (cocaína, crack, anfetaminas etc.)
(2) Medicamentos: Interferon (imunossupressor), Vanericlina (medicamento para o tratamento do tabagismo), Alfa-metildopa (anti-hipertensivo), Propranolol (anti-hipertensivo), Topiramato (anticonvulsivante), Clonidina (anti-hipertensivo), Isotretinoina (antiacne) e Benzodiazepínicos (calmantes e sedativos)

H) CONCLUSÕES

Os transtornos do espectro depressivo, embora se apresentem como episódios depressivos parciais ou completos, podem ser diferenciados entre si a partir dos sintomas apresentados, da duração dos spisódios e de sua evolução. A Tabela 3 mostra um quadro comparativo sobre as características dos principais transtornos depressivos:

TABELA 2.3 – CARACTERÍSTICAS CLÍNICAS DOS PRINCIPAIS TRANSTORNOS DEPRESSIVOS

	Transtorno depressivo maior	Transtorno depressivo persistente	Transtorno disfórico pré-menstrual
Humor	Deprimido Apático	Deprimido Apático Irritável	Deprimido Irritável Ansioso Agressivo
Anedonia	+	–	+
Psicomotricidade	–/+	–	–
Sono	Insônia/ Hipersonia	Insônia/ Hipersonia	Insônia/ Hipersonia
Apetite	Anorexia/ Hiperfagia	Anorexia/ Hiperfagia	Anorexia/ Hiperfagia
Energia	Fadiga/Anergia	Fadiga/Anergia	Fadiga/Anergia
Dificuldade de Concentração	+	+	+

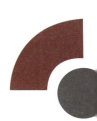

TABELA 2.3 – CARACTERÍSTICAS CLÍNICAS DOS PRINCIPAIS TRANSTORNOS DEPRESSIVOS

	Transtorno depressivo maior	Transtorno depressivo persistente	Transtorno disfórico pré-menstrual
Pensamento	Culpa/ Desesperança	Pessimismo/Baixa autoestima	Sobrecarregado
Frequência dos Sintomas	Maior parte do dia Quase todos os dias	Maior parte do dia Quase todos os dias	Maior parte do dia Quase todos os dias até 1 semana antes da menstruação
Duração dos Sintomas	Mais que duas semanas	Mais que dois anos (adultos) Mais que um ano (crianças e adolescentes)	Maior parte dos ciclos menstruais

REFERÊNCIAS

ANGST, J. *et al.* BRIDGE study group: prevalence and characteristics of undiagnosed bipolar disorders in patients with a major depressive episode: the BRIDGE study. *Archives Of General Psychiatry*, n. 68, p. 791–798, 2011.

ASSOCIAÇÃO AMERICANA DE PSIQUIATRIA. *Manual Diagnóstico e Estatístico dos Transtornos Mentais (DSM-5)*. Tradução de Dayse Batista. Porto Alegre: Editora Artes Médicas, 2013.

BRAKOWSKI, J. *et al.* Resting state brain network function in major depression - Depression symptomatology, antidepressant treatment effects, future research. *Journal of Psychiatric Research*, n. 92, p. 147-159, 2017.

BUZUK, G. *et al.* Depression with atypical features in various kinds of affective disorders. *Psychiatric Pol*, v. 50, n. 4, p. 827-838, 2016.

GERHARD, T. *et al.* Antipsychotic Medication Treatment Patterns in Adult Depression. *Journal of Clinical Psychiatry*, v. 79, n. 2, 16m10971, 2017.

GROVER, S. *et al.* Catatonia in inpatients with psychiatric disorders: A comparison of schizophrenia and mood disorders. *Psychiatry Research*, v. 229, n. 3, p. 919-925, 2015.

KAPLAN, H. I.; SADOCK, B. J. (eds.). *Compêndio de Psiquiatria - Ciências do Comportamento e Psiquiatria Clínica*. Porto Alegre: Artmed, 2007.

MOTOVSKI, B.; PECENAK, J. Psychopathological characteristics of bipolar and unipolar depression - potential indicators of bipolarity. *Psychiatria Danubina*, v. 25, n. 1, p. 34-39, 2013.

OTTE, C. *et al.* Major depressive disorder. *Nature Review Disease Primers*, v. 2,

16065, 2016.

RHEBERGEN, D.; GRAHAM, R. The re-labelling of dysthymic disorder to persistent depressive disorder in DSM-5: old wine in new bottles? *Current Opinion in Psychiatry*, v. 27, n. 1, p. 27-31, 2014.

RIZVI, S. J. *et al.* Assessing anhedonia in depression: Potentials and pitfalls. *Neurosciensce and Biobehavioral Review*, n. 65, p. 21-35, 2016.

SANI, G. *et al.* Koukopoulos' diagnostic criteria for mixed depression: a validation study. *Journal of Affective Disorders*, n. 164, p. 14–18, 2014.

SHARMA, V. *et al.* Bipolar postpartum depression: An update and recommendations. *Journal of Affective Disorders*, n. 219, p. 105-111, 2017.

WEIBEL, S.; BERTSCHY, G. Mixed depression and DSM-5: A critical review. *Encephale*, v. 42, n. 1, p. 90-98, 2016.

CAPÍTULO 3

Os Transtornos do Espectro Bipolar

Dizemos que um transtorno de humor pertence ao **espectro bipolar** quando as oscilações de humor, energia, impulsos, pensamentos e psicomotricidade ocorrem no sentido da ativação (mania), pelo menos em algum grau, quer seja com sintomas hipomaníacos (ativação leve) ou com sintomas maníacos (ativação completa). São transtornos do espectro bipolar (Figura 3.1): (1) Transtorno Bipolar Tipo I (TB I); (2) Transtorno Bipolar Tipo II (TB II); (3) Transtorno Ciclotímico (Ciclotimia); (4) Outros transtornos bipolares e doenças relacionadas.

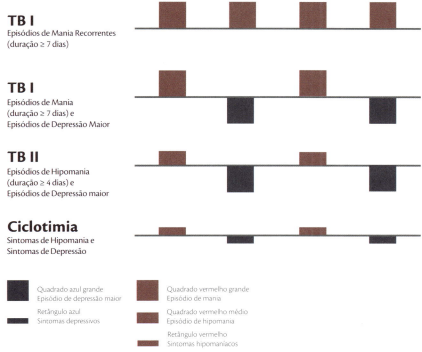

Figura 3.1 – Transtornos do espectro bipolar

A) A SÍNDROME MANÍACA

A **síndrome maníaca** é um conjunto de sinais e sintomas que se agrupam de maneira mais ou menos conjunta no TB I. A síndrome maníaca é o quadro mais intenso e persistente de sintomas decorrentes de desregulação cerebral que levam à ativação de humor, energia, impulsos, pensamento e psicomotricidade. Dizemos que a síndrome maníaca é **primária** quando aparece espontaneamente e decorrente de uma alteração no funcionamento do próprio cérebro. Aqui encontramos todas as doenças psiquiátricas que podem cursar com mania: TB I e o Transtorno Esquizoafetivo Tipo Maníaco (Figura 3.2).

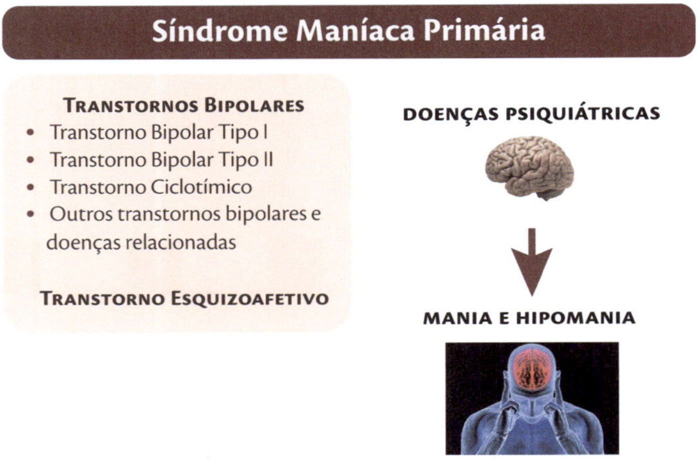

Síndrome Maníaca Primária

TRANSTORNOS BIPOLARES
- Transtorno Bipolar Tipo I
- Transtorno Bipolar Tipo II
- Transtorno Ciclotímico
- Outros transtornos bipolares e doenças relacionadas

TRANSTORNO ESQUIZOAFETIVO

DOENÇAS PSIQUIÁTRICAS

MANIA E HIPOMANIA

Figura 3.2 – Síndrome Maníaca Primária: Transtorno Bipolar Tipo I e Transtorno Esquizoafetivo.

Dizemos que a síndrome maníaca é **secundária** quando decorre de alterações no cérebro, mas como repercussão de doenças em outros órgãos do corpo e/ou do uso de substâncias ou medicamentos (Figuras 3.3, 3.4 e 3.5).

Síndrome Maníaca Secundária

IMUNOLÓGICAS
- Lúpus Eritematoso Sistêmico

ENDOCRINOLÓGICAS
- Hipertireoidismo
- Síndrome de Cushing (hipercortisolismo)
- Hiperparatireoidismo

METABÓLICAS
- Encefalopatia hepática
- Encefalopatia urêmica
- Doença de Wilson
- Porfiria intermitente aguda

NEUROLÓGICAS
- AVC recente
- Doença de Huntington
- Esclerose múltipla
- Neurossífilis
- Encefalite herpética
- Epilepsia
- Neoplasias de SNC

OUTRAS DOENÇAS FÍSICAS

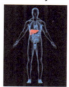

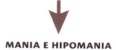

MANIA E HIPOMANIA

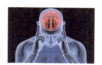

Figura 3.3 – Síndrome Maníaca Secundária a outras doenças médicas.

Síndrome Maníaca Secundária

- Antidepressivos
- Pramipexol
- Glicocorticóides
- Bromocriptina
- Testosterona
- Levotiroxina
- Teofilina
- Opióides (metadona, morfina e oxicodona)
- Modafinila
- Lisdexanfetamina
- Ritalina
- Sibutramina
- Zidovudina
- Cafeína

MEDICAMENTOS

MANIA E HIPOMANIA

Figura 3.4 – Síndrome Maníaca Secundária a medicamentos.

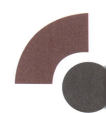

Síndrome Maníaca Secundária

Psicoestimulantes
- Álcool
- Cocaína/crack
- Anfetaminas
- LSD
- Ecstasy
- Outros

SUBSTÂNCIAS QUÍMICAS DE ABUSO

↓

MANIA E HIPOMANIA

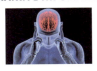

Figura 3.5 – Síndrome Maníaca Secundária a substâncias químicas.

Quando os sintomas ocorrem exclusivamente no sentido maníaco (ativação) chamamos de **síndrome maníaca pura** ou simplesmente **síndrome maníaca**. Entretanto, a síndrome maníaca pode ocorrer concomitantemente a alguns sintomas do polo oposto depressivo (lentificação) e a isso chamamos de **síndrome maníaca mista**. São características da síndrome maníaca pura uma elevação na atividade de todas as funções psíquicas (Figura 3.6):

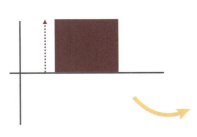

HUMOR: aumento (euforia ou humor expansivo)

ENERGIA: aumento (aumento na disposição)

AUTOESTIMA: aumento (grandiosidade)

PRAZER: aumento (sente mais prazer)

ATENÇÃO: aumento (distraibilidade)

PENSAMENTO:
- aumento na quantidade (pensar demais)
- aumento na velocidade (acelerado)

DISCURSO: aumento (mais falante e prolixo)

IMPULSO: aumento (maior impulsividade)

MOVIMENTAÇÃO FÍSICA: aumento (agitação)

Figura 3.6 – Síndrome maníaca pura: elevação de todos os processos psíquicos.

(1) Humor elevado

A alteração do humor para cima na mania geralmente é persistente, isto é, tem duração de mais de sete dias e, devido ao impacto e gravidade da alteração do humor, geralmente leva à internação, pois é facilmente reconhecida por familiares ou mesmo por pessoas que não conhecem o indivíduo com um estado de humor patológico. A apresentação maníaca do humor é invariavelmente inequívoca, ou seja, trata-se de um quadro de humor excessivamente elevado e incondizente com os estímulos do meio (por isso uma desregulação patológica do humor). Embora pacientes com personalidade hipertímica (expansiva ou extrovertida) possam apresentar níveis de humor elevados e maiores do que a média das pessoas, em um quadro maníaco, mesmo que o paciente seja hipertímico previamente, na vigência de um estado de humor elevado maníaco ainda assim os familiares que convivem com a pessoa conseguem relatar que a pessoa se encontra em um estado de humor diferente do quadro basal da pessoa.

Outra questão que acompanha estados de humor maníacos é uma tendência à desorganização do comportamento — em outras palavras, a pessoa emite comportamentos progressivamente mais estranhos e que tendem a ser ineficazes e sem levar à concretização de objetivos. Embora o paciente em mania se manifeste muitas vezes de forma excessivamente alegre e engraçada, é um estado de humor autônomo, que não está em sintonia com os fatores ambientais e se mostra incondizente com o meio. Mesmo que alguém traga uma história triste ou comovente, a pessoa em estado de humor elevado dificilmente reduzirá o humor ou demonstrará empatia com a tristeza e sofrimento alheios. O humor elevado da mania ocorre invariavelmente sem crítica, isto é, a pessoa não consegue perceber que o seu estado é anormal ou inadequado. A instalação do humor elevado maníaco normalmente é súbita: o comportamento da pessoa se altera de um momento para outro, e o impacto dos sintomas no meio que o cerca é sempre grande e leva a um prejuízo funcional. Uma vez instalado um quadro de humor maníaco, este normalmente não se resolve em menos de sete dias e só remite após tratamento hospitalar, embora resoluções espontâneas também possam ocorrer, mas sempre com certa demora de concretização.

O humor elevado da mania pode se manifestar de duas maneiras: uma chamada de **humor elevado eufórico** (excessivamente alegre, cantante, de riso fácil, jocoso, hilário, dançante e se comportando de maneira extravagante e desproporcional aos estímulos do meio); e outro chamado de **humor elevado expansivo ou grandioso** (altivo, petulante, arrogante, prepotente, autoconfiante, destemido, corajoso, cheio de si). Paciente com transtornos de humor que cursam com humor elevado maníaco podem apresentar a instalação do quadro de humor a partir de gatilhos psicológicos mais variados, que tanto podem ser estímulos positivos (notícias positivas ou ganhos) ou estímulos negativos (perdas, brigas, conflitos etc.). É importante dizer isso porque, assim como fatores negativos de vida podem ser gatilhos para episódios depressivos, mas não necessariamente, da mesma maneira não só fatores positivos de vida podem ser gatilhos para episódios maníacos, até porque tanto episódios depressivos quanto maníacos podem aparecer espontaneamente, sem nenhum gatilho ou estressor de vida associado.

(2) Aumento de Energia

Invariavelmente em episódios maníacos ocorre um aumento evidente dos níveis de energia produzidos pelo cérebro. Uma vez em estado maníaco, os níveis de energia não reduzem normalmente de uma hora para outra e a pessoa permanece energizada e acelerada até o estado maníaco se resolver. Neste período é comum observar uma dificuldade de dormir que deve ser diferenciada da insônia. Na mania a pessoa sente que não precisa dormir por não estar se sentindo cansada ou sonolenta em nenhum momento, ao passo que na insônia a pessoa se sente cansada e com sono e não consegue pegar no sono. Em alguns casos os pacientes podem dormir poucas horas por noite (por exemplo, duas ou três horas por noite) e não se sentir cansado, e em casos graves a pessoa pode passar vários dias inteiros sem dormir absolutamente nada.

O aumento de energia também pode levar a um comportamento de necessidade de andar ou se exercitar. É comum ouvirmos relatos de pessoas que andam cerca de 10 a 20 quilômetros a esmo ou guiados por uma ideia fixa de visitar alguém ou fazer algo em outra cidade ou bairro. Normalmente o aumento de energia vai ser canalizado e direcionado para atividades que o paciente se interessa e tem costume de fazer, e neste ponto os comportamentos podem ser muito variados, como aumento de exercício físico, passar várias noites trabalhando, viajar por dias sem dormir para outros locais, dentre outros. Nem todo paciente maníaco vai canalizar o aumento de energia para festas. Se na personalidade de base o indivíduo tem predileção por estudos e leitura, o esperado é que durante a mania ele passe noites e noites lendo e consumindo material literário. Em quadros maníacos mais leves a organização do pensamento e o planejamento geralmente estarão mantidos, mas em casos mais graves o paciente pode se tornar desorganizado e totalmente disfuncional, sem a capacidade de planejar e executar as tarefas que deseja.

(3) Aumento da Impulsividade

É comum em todo paciente maníaco encontrarmos elevado grau de impulsividade e aumento de planos, vontade e iniciativa para novas tarefas e atividades. É comum a pessoa se apresentar de maneira muito mais sociável que o seu habitual, conversa com estranhos, se torna desinibido para falar aquilo que vem à cabeça, apresenta comportamentos invasivos como colocar as mãos ou se aproximar muito de pessoas desconhecidas, se torna sem vergonha para cantar, dançar, falar alto e até mesmo tirar a roupa ou emitir comportamentos hipersexualizados. Outro comportamento muito observado em indivíduos que estão em mania é que começam muitas atividades e não finalizam, planejam muitas atividades ao mesmo tempo e se tornam progressivamente desorganizados e sem foco no que estão planejando ou fazendo. O aumento de impulsividade pode ocorrer em vários setores como:

3.1) Gastos

Embora em vários livros e filmes seja comum o paciente com transtorno bipolar em mania gastar elevadas quantias e contrair dívidas, é importante lembrar que o aumento de impulsividade decorre de uma desregulação nas regiões frontais do cérebro que levam à perda do freio comportamental, e isso geralmente ocorre em esferas relacionadas a características prévias da personalidade do portador. Isso quer dizer que o aumento da vontade, dos impulsos e a perda de freio comportamental não necessariamente será um processo igual para todos os pacientes, e tais desejos e impulsos dificilmente surgirão relacionados a áreas em que o indivíduo não tenha predileção prévia. Ou seja, em pessoas em que nunca houve aumentado do comportamento de gastar, por exemplo, é difícil que o paciente em mania passe a apresentar aumento de impulsos neste sentido, pois o aumento de impulsos com falta de freios ocorrerá normalmente em atividades em que ele já apresentava algum histórico de afinidade.

O aumento de impulsividade para gastos de um paciente em mania geralmente ocorre junto com uma perda da correta avaliação e dimensionamento da realidade. Significa dizer que o cérebro do indivíduo o conduz a apresentar uma necessidade aumentada de obter determinadas coisas, tendo como pano de fundo uma distorção da realidade em relação ao poder aquisitivo e aos limites que ele deveria obedecer neste comportamento para não ter consequências negativas como necessidades financeiras ou problemas com bancos ou com a Justiça. Como não existe uma adequada percepção dos limites e das consequências, o paciente acredita que pode obter o que deseja, que de alguma maneira vai conseguir pagar ou que resolver problemas financeiros relacionados a esta aquisição não será difícil. Como na mania esse tipo de processo se mostra algo bastante intenso, as consequências relacionadas a este aumento de impulsividade costumam ser elevados:

- ▶ Gastos exorbitantes e desproporcionais ao poder de compra;
- ▶ Gastos excessivos e desnecessário em quantidade e intensidade;
- ▶ Endividamento grave e desproporcional ao poder de compra. É comum ver pessoas com um salário muito baixo adquirirem posses que são fora da sua realidade econômica.

É importante ressaltar que, em quase todos os comportamentos da mania (ao contrário da hipomania, que será discutida adiante), mesmo quem não conhece o indivíduo ou convive com ele proximamente consegue perceber que os comportamentos são muito intensos e exagerados e, em muitos casos, evolui para uma desorganização. Isso quer dizer que o portador passa a agir de maneira estranha e fazer coisas muito diferentes e consideradas esquisitas frente a outros comportamentos da espécie humana, como chegar com roupas sujas em uma loja muito chique e desejar comprar itens de alto valor, derrubar coisas nas lojas ou começar a amontoar vários itens de roupas no chão de uma loja dizendo que vai levar todas elas. Entretanto, em casos mais leves de mania, ou mesmo na hipomania, o comportamento pode ser tão organizado e bem planejado que, embora exagerado, não pareça estranho aos outros. Nestes casos, muitas vezes somente a presença de um familiar ou de uma pessoa que convive muito proximamente com o portador pode identificar e alertar o médico que, embora o comportamento de compras pareça normal, para aquele indivíduo e aquela personalidade trata-se de um comportamento exagerado, visto que antes do surgimento dos sintomas aquela pessoa não gastava excessivamente e não tinha comportamento impulsivo para compras.

3.2) Drogas

É muito comum as pessoas enxergarem a dependência química como uma doença isolada e que causa muitos danos e prejuízos tanto ao paciente quanto à família. Porém, o que muitas vezes as pessoas não sabem é que uma grande parcela dos casos de dependência química são, na verdade, sintoma de uma doença muito mais complexa e muitas vezes subdiagnosticada: a impulsividade do transtorno bipolar. A apresentação clássica de transtorno bipolar com fases de euforia intercaladas com fases de depressão é rara e representa a menor parcela dos verdadeiros bipolares (1% dos casos); isso quer dizer que em muitos desses casos o humor alterado em relação ao basal da personalidade da pessoa não será tão visível. Também vale lembrar que muitas substâncias químicas, como álcool e outros estimulantes, tendem a deixar as pessoas com humor elevado e mais hiperativas, e tanto o indivíduo quanto os familiares deste podem atribuir essa mudança de comportamento unicamente à droga e não a uma possível doença subjacente, que pode inclusive ter influenciado na busca por substâncias.

O grande problema dessas apresentações mais variadas da doença bipolar é que muitas vezes se observa apenas o comportamento sem a devida atenção à forma de apresentação, de maneira que o tratamento pode ser profundamente modificado quando o diagnóstico passa de uma dependência química pura, em que muitas vezes as abordagens de psicoterapia são o tratamento mais recomendado, para um diagnóstico de uso de drogas secundário ao transtorno bipolar em que a estabilização farmacológica do quadro possui um impacto diferente na evolução da doença. Diante de qualquer quadro de uso de drogas é sempre recomendada uma avaliação do quadro psiquiátrico de maneira global, com o intuito de buscar indícios de um transtorno do humor subjacente. Muitas vezes os usuários de drogas apresentam alterações de humor que apontam para agressividade e violência, comportamentos que são claramente associados a distúrbios do humor, mas que são negligenciados na avaliação porque o uso de drogas toma a frente na expressão clínica e, dessa forma, todos os comportamentos disruptivos associados são atribuídos à droga sem se pensar em doenças associadas.

De uma maneira geral, só é feito o diagnóstico de transtorno bipolar concomitante ao uso de drogas quando o portador apresenta o quadro maníaco clássico sem o uso próximo de substâncias químicas. Entretanto, o que buscamos salientar aqui é que, em muitos casos, a doença bipolar pode ser uma doença de fundo que influencia o humor e os impulsos de forma silenciosa, e que assim o uso de substâncias não esteja ocorrendo isoladamente. A relação entre transtorno bipolar e uso de substâncias químicas pode ocorrer nas seguintes formas:

▶ **Quadro maníaco levando ao consumo exagerado de substâncias químicas**

Esta é uma das apresentações mais comumente utilizadas para identificar o uso de substâncias associado ao sintoma de aumento de impulsividade no transtorno bipolar — é a mais simplória e mais fácil de identificar. Neste caso, os pacientes apresentam um comportamento maníaco evidente por ser francamente eufórico, sendo que o uso de substâncias ganha elevada intensidade depois de iniciado o quadro maníaco. Por exemplo, quando o paciente entra em mania e passa a buscar álcool ou qualquer outra substância de maneira intensa depois de o humor se alterar (sendo que naturalmente não era de beber muito).

▶ **Consumo de substâncias químicas produzindo uma polarização maníaca direta do humor**

Nestes casos, o paciente passa a emitir uma apresentação eufórica após usar uma substância, mas depois de cessado o uso, o humor volta se normalizar. Nestes casos, o humor maníaco é tratado como tendo sido diretamente induzido pela substância química, e não pela doença cerebral bipolar.

▶ **Quadro maníaco presente, mas não identificado, levando ao consumo exagerado de substâncias**

A polarização dos impulsos para o uso de substâncias (aumento da necessidade de buscar drogas) ocorre, em muitos casos, antes de o humor ficar francamente polarizado, e nestas situações é muito comum o uso de substâncias químicas para esconder a doença bipolar de fundo. Isso acontece porque vários comportamentos associados ao transtorno bipolar (como dormir menos, tornar-se agressivo, tornar-se impulsivo em outras esferas, ficar desatento e agitado, entre outros) são atribuídos, na realidade, ao uso de substâncias.

3.3) *Comportamento sexual*

O comportamento sexual aumentado em pacientes em mania é visivelmente inadequado e exagerado, porém, assim como no aumento de impulsividade em outras esferas, se for leve pode passar despercebido como uma característica da personalidade do indivíduo e não de uma doença (como a doença bipolar). Na mania, o indivíduo fica visivelmente erotizado e hipersexualizado, fazendo investidas sexuais em desconhecidos e praticando atitudes invasivas, como se aproximar demais das pessoas, querer colocar a mão ou beijar sem ter sido autorizado.

O indivíduo apresenta um apetite sexual intensamente aumentado, busca sexo várias vezes por dia, se masturba compulsivamente, fala sobre sexo com estranhos e apresenta perda de controle para sexo e traições. Novamente, em casos de mania franca, geralmente o comportamento sexual aumentado é também desorganizado como tirar a roupa ou se masturbar em público, mas em casos de mania leve e hipomania o paciente pode ter um desejo aumentado por atividades sexuais estranhas à sua personalidade, mas que ele justifica como "estar numa nova fase", "mais aberto", "mais ousado", e muitas vezes acaba ampliando também a orientação sexual, emitindo comportamentos bissexuais e até pansexuais. Pode ocorrer busca por atividade sexuais grupais e aumento de necessidade de sexo arriscado (na rua, no carro, em banheiros públicos, no trabalho etc.).

3.4) Visual

No campo do comportamento visual, a impulsividade pode ser observada como um aumento da necessidade de exagerar em cores, em atributos, em acessórios, em quantidade e exuberância do visual. Existe uma perda do pudor, um aumento da autoconfiança, uma perda da crítica sobre o exagero e sobre a inadequação. O aumento da impulsividade vem como uma necessidade de fazer ou querer demais. É comum surgirem desejos e necessidades urgentes, como querer colocar piercings e/ou tatuagens, comportamento este diferente do prévio, e com isso assumir um comportamento de busca incessante pela obtenção da necessidade (passa horas na internet buscando profissionais que possam realizar a colocação do adereço ou a tatuagem).

Em casos maníacos mais graves vale a mesma regra, que é a presença de desorganização do comportamento, e nestes casos os impulsos visuais se tornam excessivamente exagerados e bizarros, com aspecto que mais causa espanto do que embeleza, apesar de o próprio paciente não conseguir ter esta percepção.

3.5) Investimentos impulsivos

Em quadros maníacos mais leves, os familiares e quem convive com o paciente podem não perceber o aumento de impulso para investimentos arriscados. Isso é mais válido ainda quando, em sua personalidade prévia, o paciente já se apresenta destemido e mais corajoso que a média das pessoas; nesses casos fica muito difícil perceber o aumento do impulso em investimentos, a não ser que ele tome medidas muito drásticas e que as pessoas ao seu redor percebam que ele não está planejando adequadamente seus investimentos e apostas.

De qualquer maneira, o que mais fica evidente no paciente em mania é que ele fica excessivamente confiante em si mesmo e em suas decisões, não escuta os familiares ao redor, acha-se dono da razão e acredita que todos estão errados, mesmo com evidências fortes de que seus planos não darão certo. Pode se tornar excessivamente irritável e agressivo quando contrariado, algo que dificilmente faria se estivesse em seu estado habitual. É comum o endividamento por perda de controle e famílias inteiras serem levadas à bancarrota quando o paciente faz uma manobra financeira com consequências muito negativas.

Muitas vezes, pelo excesso de centralização em si mesmo que o paciente maníaco assume, é comum os familiares descobrirem muito tempo depois várias dívidas e gastos ocultos que o paciente fez sem comunicar ninguém. Quando o paciente se encontra minimamente saudável, ele caba dando conta de contornar os gastos e sanar as próprias dívidas; porém, quando ele se torna mais intensamente desorganizado ou as dívidas se intensificam sobremaneira, os familiares acabam tendo que assumir as dívidas e uma avalanche de outras dívidas e novos problemas vêm à tona.

3.6) *Jogos*

Alguns pacientes em mania manifestam um comportamento exagerado de jogar (cartas, bingo, jogos eletrônicos, videogame etc.). O paciente se torna viciado e fixado nestas atividades, e existe uma compulsão, uma necessidade aumentada de fazer aquilo. Aqui, como nos outros casos de aumentos de impulsividade, pode ocorrer também o endividamento, visto que em muitos destes jogos de azar existe a necessidade da aposta financeira associada ao comportamento de jogar.

Embora vários comportamentos impulsivos (como jogar, usar substâncias e até mesmo comprar) sejam associados ao reforço positivo do cérebro, isto é, a pessoa obtém uma sensação de prazer após a realização do comportamento, muitos deles podem evoluir de um aumento de impulsividade comum para um comportamento compulsivo, isto é, com necessidade incontrolável de realização do ato, traduzido assim em um desejo interno muito forte que obriga a pessoa a se comportar de forma compulsiva. Em jogos de azar, em que existe gasto associado à prática, normalmente os familiares ficam mais atentos e conseguem perceber os prejuízos associados ao comportamento; mas em casos que não envolvem perdas financeiras, como jogos de celular e videogames, muitas vezes o comportamento excessivo pode passar despercebido.

Devemos relembrar aqui que, em pacientes em estado maníaco, o impulso é exagerado e normalmente, nestes casos, pode evoluir para um estado de desorganização em que o paciente está tão acelerado e sem crítica da realidade que não consegue medir adequadamente as consequências e os prejuízos associados ao jogar. Nesse subgrupo de paciente encontra-se também uma quantidade enorme de pessoas com transtorno bipolar que são inadequadamente categorizados como dependentes de jogo em função de avaliações inadequadas sobre outros aspectos de bipolaridade. Muitas vezes observamos portadores de transtorno bipolar que só buscam adequadamente o tratamento quando apresentam depressão, mas que nas fases em que ficam maníacos ou hipomaníacos se tornam verdadeiros abusadores de jogos. Nestes casos, a doença não é avaliada como um todo e não é feita uma correta avaliação prévia dos momentos sem depressão.

3.7) Trânsito

O aumento de impulsividade no trânsito se manifesta como aumento da pressa e a dificuldade de aguardar. É comum o paciente em mania dirigir em velocidade excessiva e com intenso desrespeito às regras e leis de trânsito, o que coloca em risco a sua vida e a de outros passageiros que estejam no seu ou em outros veículos. Associado ao aumento de grandiosidade, excesso de confiança e aumento de energia, é comum a pessoa se sentir excessivamente desinibida para emitir determinados comportamentos excessivos dos quais assume estar totalmente certa e no seu direito. Por isso, enfrenta policiais e guardas de trânsito e age de maneira como se tivesse mais poder do que eles, não aceita ser punida ou questionada e pode inclusive ser preso por desacato a autoridades.

Na mania, todos os comportamentos são de elevada magnitude, fazendo com que o paciente se envolva em brigas e diversas formas de violência, como descer do carro e partir para cima dos outros condutores, provocar batidas propositais com o intuito de inibir ou provocar os outros condutores. Mergulhado nas emoções e nos impulsos maníacos, a pessoa não consegue ver perigo em suas ações, se torna excessivamente destemida e agressiva. Pode assumir comportamentos como fazer roleta-russa em cruzamentos, ameaçar passar por cima de pedestres por acreditar que eles estão enfrentando-o ou provocando-o, entre outros. Os familiares muitas vezes se tornam reféns da pessoa em mania, pois não podem questionar em nada seus comportamentos que receberão investidas contrárias intensas.

3.8) Outros

O aumento de impulsividade é uma tendência que pode ocorrer com pacientes em mania nas mais variadas esferas da vida e representa uma tendência interna de emitir um determinado comportamento sem conseguir prever adequadamente as consequências do mesmo. Pode ocorrer em esferas mais simples, como decidir falar coisas que vêm à cabeça ou escrever uma resposta ofensiva a alguém sem conseguir frear os próprios impulsos. Também pode ocorrer um aumento da necessidade de usar determinados medicamentos sedativos como tentativa de reduzir a aceleração psíquica e inquietação física, além do uso exagerado e abusivo de outros medicamentos de uso geral, como analgésicos, anti-inflamatórios e relaxantes musculares. Nas fases maníacas o uso pode ser tão intensivo e desorganizado que pode levar inclusive à intoxicação e overdose. Outra manifestação possível de comportamento impulsivo é o que se chama de mentira patológica, em que o paciente inventa mentiras e histórias sem remorso ou culpa e apresenta uma tendência a emitir comportamentos antissociais (roubar, matar, agredir, ludibriar, manipular etc.), também sem remorso ou empatia pelo sofrimento do outro. Tudo isso acontece por conta do aumento do impulso, da grandiosidade (se achar dono da razão) e da crença, por parte do paciente, de que é esperto o suficiente para controlar e manipular todo o meio à sua volta. Por último, citamos o ciúme patológico, que é um comportamento impulsivo direcionado a uma figura pela qual há um determinado envolvimento afetivo ou emocional, que mostra uma tendência a ficar persecutório e desconfiado, além de nutrir uma percepção equivocada de estímulos e comportamentos do outro — por exemplo, acreditar que pelo fato de o parceiro ter chegado atrasado isso significar que ele está envolvido com outra pessoa; tendência a brigar e sentir-se traído ou manipulado.

(4) Aceleração e Enviesamento Positivo do Pensamento

Nos quadros maníacos ocorre uma alteração tanto na forma quanto no conteúdo do pensamento. Assim como o deprimido fica lentificado e com o pensamento enviesado para o negativo, no maníaco ocorre o oposto: o pensamento fica acelerado e voltado para o positivo. No quesito que chamamos de **forma do pensamento** ocorre um aumento em termos de quantidade e velocidade, isto é, a pessoa percebe que está com a cabeça mais cheia de ideias e borbulhando de pensamentos, sente-se mais rápido, criativo e com mais facilidade para ter planos e ideias novas — inclusive acredita que muitas destas ideias são muito boas e criativas, quando na verdade não são.

Ao contrário do deprimido, o maníaco sente um aumento da agilidade mental, da perspicácia, tende a fazer mais rimas e a combinar assuntos parecidos ou de mesma temática. Pode ocorrer também aceleração de pensamentos, uma sensação subjetiva de que os pensamentos estão correndo ou se encavalando um ao outro. Geralmente quando a aceleração é muito intensa o paciente se apresenta mais falante do que o habitual, pois sente uma necessidade de emitir opinião ou se comunicar. Além disso é comum ocorrer **arborização de pensamentos**, isto é, pular de um assunto para outro (geralmente semelhante ou próximo) por estar pensando demais e de maneira acelerada. O **conteúdo do pensamento** do estado maníaco também se altera de maneira a ficar enviesado para assuntos positivos, isto é, pensar e enxergar as coisas influenciado pela mania. Nestes casos é comum o paciente pensar mais em coisas positivas, se vangloriar, se colocar em destaque, emitir opiniões grandiosas, falar de coisas grandes e megalomaníacas (poder, dinheiro, fama, conquistas etc.).

Assim como na depressão, é como se o paciente usasse um par de óculos que faz a pessoa enxergar as coisas de maneira distorcida, sem otimismo e sem esperança. Em estado de mania ele utiliza um par de óculos coloridos, por meio do qual enxerga mais graça, mais otimismo e grandiosidade nas coisas. A pessoa pode aumentar a autoestima, se sentir mais bonita e mais magra, mais atraente, mais inteligente, mais corajosa e autoconfiante, com mais qualidades e virtudes.

(5) Alteração das Funções Cognitivas

A síndrome maníaca apresenta também processos de alteração transitória na atenção, memória e funções executivas (planejamento, flexibilidade mental e tomada de decisão). A alteração atencional mais marcante da mania é o **aumento da atenção espontânea**, isto é, a pessoa se torna excessivamente distraída, isto é, qualquer estímulo do meio externo é suficiente para atraí-la e tirar seu foco de atenção. É comum o paciente em mania se perder no que estava falando ou fazendo porque se distrai com sons, pessoas e coisas no meio externo. O paciente em mania pode notar que a memória para se lembrar mais vividamente de coisas que se passaram há muitos anos fica melhor; entretanto, por estar excessivamente distraído, pode apresentar dificuldade de fixar coisas ou fatos novos.

Outra função cognitiva alterada na mania é a função executiva, que está relacionada com a capacidade de planejar e executar tarefas. Isso explica porque o maníaco se torna excessivamente desorganizado e sem foco nas coisas que está realizando. É comum o paciente apresentar uma dificuldade de hierarquizar atividades e colocar prioridades naquilo que deve ser feito e terminado. Começa várias coisas e não termina nenhuma. É importante lembrar que todas estas alterações cognitivas são temporárias e retornam ao normal após a melhora da mania.

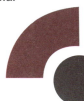

(6) Aumento da Movimentação Física

Pacientes em mania normalmente se apresentam visivelmente inquietos e com hiperatividade motora. É comum observar que o doente não consegue se manter sentado por muito tempo. Existe uma necessidade de se movimentar. Em muitos casos os pacientes andam vários quilômetros e mencionam que andar alivia a aceleração de pensamentos e a inquietação do pensamento.

(7) Alteração das Funções Vegetativas (Sono)

Indivíduos em quadro maníaco demonstram uma redução da necessidade do sono, principalmente devido ao aumento de energia associado ao quadro. É um estado diferente de insônia porque a sensação é de realmente não precisar dormir e de já se sentir descansado e vitalmente revigorado, mesmo com poucas horas de sono. É como se tivesse feito uso de estimulantes que o deixassem ligado e alerta. Não consegue dormir mesmo se ficar no escuro ou deitado, e com isso acaba se levantando e procurando coisas para se ocupar.

(8) Alteração das Funções Sensoperceptivas

Quadros maníacos podem comumente estar associados a uma modificação na capacidade de perceber adequadamente as sensações e percepções do mundo externo, o que tecnicamente é chamado de **hiperestesia**. O paciente em mania pode ter a percepção de que os alimentos estão com sabor mais intenso, as cores mais brilhantes, os sons mais vibrantes etc. Cerca de 60% dos pacientes em mania apresentam sintomas psicóticos desse tipo, e as alucinações são geralmente auditivas e congruentes com o humor: escutam a voz de Deus ou de divindades, sendo geralmente conteúdo grandioso e megalomaníaco.

(9) Alteração da Percepção da Realidade

Outro aspecto da mania é uma vivência temporal distorcida, na qual o paciente sente que as horas passam rápido, que tudo está mais acelerado e que existe uma necessidade de acompanhar essa urgência das coisas e do movimento da vida. A vivência espacial também está distorcida, fazendo o paciente sentir que os ambientes estão com aparência mais vívida e alegre. As crenças sobre a realidade podem estar distorcidas e o paciente pode ter falsas convicções sobre a realidade e o mundo, como delírios de grandeza, de poder, de revelação, de dons especiais e de habilidades místico-religiosas.

B) SUBTIPOS DE SÍNDROME MANÍACA

Embora a síndrome maníaca seja definida por alterações em funções cerebrais relacionadas ao humor, prazer, energia, pensamentos, impulsos e psicomotricidade, existem alguns subtipos de quadros maníacos que possuem características clínicas, evolução do quadro e diferentes respostas aos tratamentos. A seguir, trazemos alguns especificadores que correspondem a sintomas que se agrupam de maneira diferente em alguns subgrupos de pacientes em mania:

(1) Com Características Mistas

As edições anteriores dos manuais de diagnóstico em psiquiatria já admitiam a existência da concomitância de síndrome maníaca e síndrome depressiva, e a isso dava-se o nome de **estado misto**. A diretriz mais recente (DSM-5) admite que existem quadros mistos de humor, mas salienta a necessidade de deixar claro qual a polaridade de humor predominante e quais os sintomas que, atuando em menor quantidade, compreendem a parte mista do quadro de humor.

Quando predomina depressão com alguns sintomas de mania chamamos de **depressão com características mistas** e, quando há mania com alguns sintomas de depressão, denomina-se **mania com características mistas**. Toda vez que ocorrem sintomas depressivos em um paciente que está em mania, o humor deixa de ser essencialmente eufórico e passa progressivamente de um quadro onde há irritabilidade nas formas leves (hipomanias mistas) até um quadro onde há intensa agressividade e até violência (mania mista ou disfórica). A síndrome maníaca mista compreende quadros maníacos em que ocorre predomínio de ativação de funções cerebrais (mania), mas com algumas características de lentificação (depressão) combinadas (Figura 3.7):

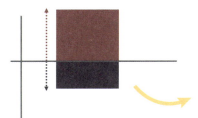

HUMOR: negativo (do polo depressivo)
• DISFÓRICO: agressivo, violento, hostil, provocativo.
• DEPRESSIVO: ideias de suicídio, culpa, desesperança, etc.

PRAZER: reduzido

Figura 3.7 – Síndrome maníaca mista: predomínio de ativação com alguns sintomas de depressão.

A **síndrome maníaca mista** pode acontecer em graus variados (leve, moderado ou grave). Os quadros leves e moderados (hipomanias mistas) serão descritos adiante. A mania mista, também chamada de mania disfórica, é um quadro em que a maior parte dos sintomas faz parte da mania, isto é, de ativação e aceleração (energia aumentada, aumento de impulsividade, distraibilidade, pensamento acelerado e em grande quantidade, aumento de discurso e de psicomotricidade), mas com o humor de depressão (negativo) e a capacidade de sentir prazer reduzida. Os sintomas depressivos em um paciente transformam a mania clássica, eufórica, em uma mania em que ocorre disforia, isto é, hostilidade, raiva, ódio, ira, agressividade e tendência à violência. A pessoa sente que todos tem feito coisas para seu prejuízo, e com isso se torna briguenta e provoca as pessoas. Mínimos problemas e frustrações presentes no meio são suficientes para ela perder a paciência e agredir quem está a sua volta. Na mania mista podem ocorrer comportamentos como quebrar todos os móveis dentro de casa; quebrar os próprios objetos, como computadores e celulares; agredir fisicamente um cônjuge; destruir bens e propriedades; desafiar figuras de autoridade, levando a prisões e contenções.

É comum em indivíduos disfóricos a ocorrência de sintomas psicóticos que podem ser leves, como acreditar estar sendo perseguido e ter paranoia com vizinhos e familiares, até delírios em que acredita que existe um complô para prejudicá-lo. Quando o humor se aprofunda ainda mais para depressão, é comum aparecerem, em associação com a agressividade, outros sintomas depressivos clássicos como desesperança, desvalia, ideias de suicídio e de homicídio. O grande problema aqui é que nos quadros maníacos agressivos mais leves o paciente reage com agressividade frente a estímulos negativos reais do meio, como um problema familiar ou alguma dificuldade financeira. Nestes casos, embora a intensidade da agressividade seja alta e os familiares percebam que a pessoa se encontra desequilibrada emocionalmente, muitos justificam a alteração de humor por fatores de vida reais que estão acontecendo, e a busca por ajuda só ocorre quando o paciente fica intensamente agressivo a ponto de procurar brigas com estranhos ou ficar psicótico com delírios de que todos estão contra ele ou que existe escuta na casa para prejudicá-lo.

(2) Com Características Ansiosas

Assim como quadros depressivos podem cursar com ansiedade associada, quadros maníacos também podem estar superpostos com ansiedade. A alteração formal representativa da ansiedade é a insegurança e o medo, embora seja comum os pacientes ansiosos também relatarem preocupação, hipervigilância e antecipação de desfechos negativos (Figura 3.8). Pacientes em mania com sintomas ansiosos apresentam:

1) Sensação de tensão ou hipervigilância;
2) Sensação de estar anormalmente cansado ou esgotado;
3) Dificuldade de se concentrar por medo ou preocupação excessivas;
4) Sensação de insegurança, preocupação ou medo constantes;
5) Sensação de que vai perder o controle sobre si mesmo.

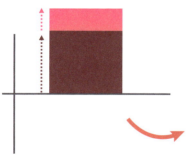

HUMOR: ansioso (preocupação, medo, antecipação negativa do futuro, hipervigilância)

ATENÇÃO: Distraibilidade

PENSAMENTO:
- FORMA: Quantidade aumentada
  Velocidade aumentada
- CONTEÚDO: Enviesado para o medo e preocupação

FISICAMENTE: Taquicardia, sudorese, aperto no peito, alta de ar, sufocamento, tontura, tremor, etc.

Figura 3.8 – Síndrome maníaca com características ansiosas.

(3) Com Características Psicóticas

Manias psicóticas cursam com delírios (crenças falsas sobre a realidade) e/ou alucinações (percepções falsas de estímulos que não estão presentes no meio). Dizemos que os sintomas psicóticos são congruentes com o humor quando o conteúdo dos delírios e alucinações são consistentes com temas maníacos (grandeza, megalomania, poder, místico-religiosos). Já nos sintomas psicóticos incongruentes com o humor o conteúdo dos delírios ou alucinações geralmente envolve temas como perseguição, paranoia, delírios de influência (paciente acredita estar sob o controle de outras pessoas ou entidades), dentre outros exemplos.

Um paciente em mania com sintomas psicóticos incongruentes apresentará sintomas psicóticos que podem ser tão bizarros e estranhos como aqueles de um paciente esquizofrênico. A avaliação transversal de um paciente em mania com sintomas psicóticos incongruentes com o humor pode não permitir uma correta diferenciação entre um paciente bipolar e um paciente esquizofrênico. Nestes casos é importante acessar o curso prévio da doença (presença de manias prévias) para se obter o correto diagnóstico, visto que o quadro psicótico no momento é indiferenciado.

(4) Com Ciclagem Rápida

Atribui-se o denominador de **ciclagem rápida** quando se observa, no curso da doença, a presença de pelo menos quatro episódios de humor nos doze meses anteriores, quer tenham sido estes episódios prévios de natureza maníaca, hipomaníaca ou depressiva. Os episódios precisam ser separados entre si por remissões parciais ou completas de pelo menos dois meses ou por alternância para um episódio da polaridade oposta (por exemplo, episódio depressivo maior para o episódio maníaco).

Chama-se de **ciclagem ultrarrápida** os subtipos mais graves de transtorno bipolar em que as oscilações de humor ocorrem dentro do mesmo mês e não no mesmo ano, como na ciclagem rápida. Existe ainda o termo **ciclagem ultra ultrarrápida** para pacientes que oscilam de humor dentro do mesmo dia (Figura 3.9).

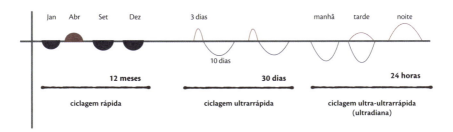

Figura 3.9 – Tipos de ciclagem: rápida (dentro de 1 ano), ultrarrápida (dentro de 1 mês) e ultra ultrarrápida (dentro do mesmo dia).

(5) Com Início no Peri-Parto

O período do puerpério ou pós-parto é um momento de risco de desregulações do humor tanto para depressão quanto para mania. Chamamos de mania puerperal ou periparto quando o episódio maníaco se inicia no final da gestação ou nas quatro semanas seguintes ao parto. A psicose puerperal geralmente **é composta por** um episódio maníaco psicótico em que a mãe apresenta aumento de energia, redução da necessidade de sono e aceleração de pensamentos associados a ideias delirantes referentes ao recém-nascido (geralmente negativas, podendo chegar a ideias de infanticídio).

Trata-se de um caso raro, que ocorre em 0,1% das gestações, e normalmente em mulheres que estão na primeira gestação. O quadro tende a ser muito grave e implica na internação da mãe em ala psiquiátrica específica, suspensão da amamentação e afastamento do recém-nascido devido ao risco.

(6) Com Características Catatônicas (Estupor Maníaco)

A ocorrência de catatonia em um quadro maníaco é ocorrência rara, mas quando presentes apontam para quadros graves e com risco potencial de vida, principalmente nos casos em que o indivíduo para de se movimentar (risco de trombose e embolia pulmonar) e de se alimentar (risco de desnutrição e desidratação). Embora pareça um contrassenso a presença de sintomas catatônicos (que geralmente são de lentificação) em um episódio de mania, nota-se que geralmente correspondem a quadros maníacos que não foram adequadamente tratados e que evoluíram com intensa hiperatividade motora e psíquica maníaca até o ponto em que essa atividade se esgota e o paciente vai perdendo a capacidade de se movimentar fisicamente. São características de um episódio maníaco catatônico:

1) Estupor catatônico: ausência de atividade psicomotora, não se relaciona ativamente com o meio ambiente;

2) Catalepsia: o paciente permanece numa postura contra a gravidade imposto pelo observador;

3) Flexibilidade cérea: o paciente fica na posição que o observador determinar;

4) Mutismo: resposta verbal mínima ou ausente;

5) Negativismo: paciente se opõe a seguir ordens ou instruções de posições a ele solicitadas;

6) Posturação: manutenção espontânea e ativa de uma postura contra a gravidade;

7) Maneirismo: realiza movimentos e posições repetitivas comuns em ações normais (exemplo: imita o movimento do escovar dentes aleatoriamente ao longo do dia);

8) Estereotipias: realiza movimentos e posições repetitivas não orientadas para um objetivo específico;

9) Agitação não influenciada por estímulos externos;

10) Realização de caretas e expressões faciais estranhas;

11) Ecolalia: imita o discurso de outras pessoas;

12) Ecopraxia: imita os movimentos de outras pessoas.

C) O TRANSTORNO BIPOLAR TIPO I

O **Transtorno Bipolar Tipo I (TB I)** é a forma clássica e mais conhecida de transtorno bipolar e compreende a desregulação cerebral nos dois polos de forma grave, pois tem o potencial de cursar com instabilidade intensa tanto no sentido maníaco (ativação das funções cerebrais) quanto no sentido depressivo (lentificação das funções cerebrais). Embora muitas pessoas acreditem que o transtorno bipolar seja uma doença recém-descoberta, há registros desde o século I depois de Cristo feitos por um notório médico da Grécia Antiga, chamado **Areteu da Capadócia**, que descreveu pessoas com mudanças de comportamento diferentes do seu padrão habitual — comportamentos que chamou de **mania** quando os eram aumentados e intensificados, e de **melancolia** quando eram diminuídos. Já nessa época o estudioso observava que, em alguns doentes, mania e melancolia eram manifestações da mesma condição mórbida. Chamou de **melancolia** (*melanos* = negro e *cholé* = bile) o estado de tristeza e falta de vitalidade e de **mania** (*mainesthai* = "estar em loucura") os estados de excitação, euforia, furor ou raiva. Outro ponto que merece destaque é que **Areteu** mencionava que haviam estados de humor puros (manias eufóricas) e estados de humor mistos que misturavam aumento de energia com afetividade negativa (manias mistas ou disfóricas). Escreveu em seus manuscritos:

> "Em muitos desses doentes, a tristeza se torna melhor depois de variados períodos de tempo e se transforma em alegria; os pacientes podem então desenvolver um estado de mania."
>
> "Em alguns, a mania manifesta-se como euforia. Esse tipo não deve causar maiores preocupações. No entanto, outros desenvolvem uma mania com ataques de fúria."
>
> "Os melancólicos tendem à tristeza e ao desânimo, mas adicionalmente podem mudar para a raiva e a violência, e de fato passar parte de sua vida na loucura, fazendo coisas terríveis e humilhantes."

Areteu da Capadócia, século I depois de Cristo.

Ao longo do século XIX, vários manuscritos detalharam melhor e de maneira mais minuciosa as alterações de comportamentos que eram consideradas patológicas, e alguns cientistas se destacaram na descrição e no estabelecimento da nomenclatura dos transtornos de humor. Em 1851, Jean-Pierre Falret publicou o artigo: *"La folie circulaire: una forme de maladie mentale caracterisée par alternative régulière de la manie et de la melancholie et d'un intervalle lucide plus ou moins prolongé"*, no qual ele descreve **formas puras** de doenças maníaco-depressivas:

> "Na mania ordinária observam-se ocasionalmente estados melancólicos de variados graus e duração. Algumas vezes os maníacos exibem um estado mais ou menos prolongado de depressão, antes que a mania se manifeste em sua totalidade."

Jean-Pierre Falret, século XIX.

Mas também deixa explícito em alguns trechos a ocorrência de possíveis **estados mistos**:

> "Há mesmo uma condição de melancolia ansiosa caracterizada por inquietação constante e agitação interior, que incapacita esses pacientes e esse estado algumas vezes termina na agitação maníaca."

Jean-Pierre Falret, século XIX

Jean-Pierre Falret atribuiu à doença um caráter hereditário, mais comum em mulheres, detectável em alguns casos em formas atenuadas e com intervalo sem sintomas.

Em 1881, **Emanuel Ernest Mendel** introduziu o conceito médico de **hipomania** como forma mais atenuada de alteração de humor e comportamentos, que muitas vezes poderiam ocorrer por meses e anos a fio, se misturando com a própria personalidade do indivíduo. **Wernicke**, em seu **Tratado de Psiquiatria** de 1884, incluiu a descrição clínica da **melancolia agitada**, na qual haveria intensa **ansiedade, pressão para falar e fuga de ideias.** Era a descrição embrionária do que, no DSM-5 de 2013, seriam os episódios depressivos com características mistas ou depressões mistas.

Apesar das inúmeras descrições prévias, foi em 1913, na oitava edição do Tratado de Psiquiatria, escrito por **Emil Kraepelin**, que o transtorno bipolar ficou melhor sistematizado e assim consagrou-se a doença que era composta por melancolia e mania como manifestações dentro de uma única doença chamada por ele de **insanidade maníaco-depressiva**. Kraepelin colocou especial ênfase nas características da doença que mais claramente a diferenciavam da **demência precoce (esquizofrenia)**: o curso fásico ou episódico, o prognóstico mais benigno e a história familiar de quadros semelhantes. Na mesma época, uma outra importante contribuição de Kraepelin foi o conceito de **"estados mistos maníaco-depressivos"**, no qual ele descreve como depressão e ativação poderiam se combinar produzindo diferentes quadros comportamentais (Figura 3.10).

CLASSIFICAÇÃO DOS ESTADOS MISTOS (KRAEPELIN, 1913)	Humor	Atividade	Pensamento
Mania Pura	+	+	+
Mania depressiva ou ansiosa	–	+	+
Mania com inibição de pensamento	+	+	–
Estupor maníaco	+	–	–
Mania inibida	+	–	+
Melancolia Pura	–	–	–
Melancolia agitada	–	+	–
Melancolia com fuga de idéias	–	–	+

Figura 3.10 – Tipos de estados mistos descritos por Kraepelin.

Foi mais recentemente, em 1957, a partir das contribuições e dos estudos de **Karl Leonhard**, que foi observado que nem todos pacientes que apresentavam depressão evoluiriam necessariamente para um episódio de mania ou hipomania. Em seus artigos ele observou que, na categoria de doença maníaco-depressiva, alguns pacientes tinham história de depressão e mania, mas alguns manifestavam somente depressão. Chamou de **bipolares** os pacientes que haviam de fato apresentado algum episódio de mania e que tinham familiares com históricos parecidos, e chamou de **unipolares** aqueles pacientes que apresentavam apenas história de depressão e sem história familiar de episódios de mania.

Os estudos e publicações de **Perris**, que datam de 1966, foram também muito importantes no processo de melhor definição e delimitação do que seria um transtorno do espectro bipolar e um transtorno do espectro unipolar. Para tal, o médico cientista realizou na Suíça um estudo de longa duração, no qual ele acompanhou por vinte anos 294 pacientes, sendo 138 destes com pelo menos 1 episódio de depressão e pelo menos 1 episódio de mania (chamou-os de grupo com **transtorno bipolar**); 139 pacientes com 3 episódios de depressão e com nenhum episódio de mania (chamou-os de grupo com **depressão unipolar recorrente**); e 17 pacientes com 3 episódios de mania sem nenhum episódio de depressão (grupo **mania unipolar**).

Perris observou, a partir dos dados, que o transtorno bipolar **começava em média 15 anos mais cedo** que a depressão unipolar e **recorria com mais frequência**, os **episódios eram mais curtos**, e o **antecedente familiar em parentes de primeiro grau era muito alto**. Relatou também que havia diferença de personalidade entre os dois grupos: os **pacientes bipolares** (neste caso, **Tipo 1**) tendiam a ser mais calorosos, enérgicos e extrovertidos, enquanto os **pacientes unipolares** eram mais isolados, tensos e ansiosos. Na mesma época, um estudo semelhante foi publicado por **Angst**, na Suécia, no qual ele e seus colaboradores acompanharam 406 pacientes por 20 anos e notou que, dos 309 pacientes com depressão, 121 pacientes (40%) se manifestaram mais tarde, após 10 anos, como bipolares — destes, 25% bipolares Tipo I e 15% bipolares Tipo II, fato que indica que a doença muitas vezes pode evoluir de maneira silenciosa e falsamente se comportando como um transtorno unicamente depressivo.

Como até aqui apresentado, embora o transtorno bipolar do Tipo I tenha sido relatado há vários séculos, sua melhor descrição e caracterização como doença só foi ocorrer em tempos recentes. O que vivemos no momento atual, no entanto, vai além disso e compreende o reconhecimento de formas ainda mais sutis e silenciosas de transtorno bipolar, isso porque a literatura científica e todo o conhecimento adquirido até o momento já demonstrou que o TB I é raro e apresenta uma frequência da ordem de 1% na população geral.

Embora o nome bipolar remeta à presença de alteração do humor e do comportamento entre dois polos (aceleração e desaceleração), para o diagnóstico de TB I basta a ocorrência de pelo menos um episódio de mania ao longo da vida — ou seja, não é preciso ter tido depressão previamente para que haja um diagnóstico. Existe uma minoria de pacientes, geralmente do sexo masculino (frequência de 2 homens para 1 mulher) que pode apresentar TB I com curso essencialmente de episódios maníacos sem episódios depressivos na evolução da doença. Entretanto, a maior parte dos TB I possuem oscilações nos dois sentidos (mania e depressão), e neste aspecto a ocorrência entre os sexos é na mesma frequência (homens = mulheres). É importante salientar que em qualquer paciente com transtorno bipolar a presença de episódios depressivos é sempre mais frequente que a presença de episódios maníacos ou hipomaníacos e, portanto, em termos de frequência, o transtorno bipolar de qualquer tipo é uma doença mais depressiva do que maníaca.

Além disso, apesar da variação na nomenclatura da doença ao longo dos anos (psicose maníaco-depressiva ou PMD, doença maníaco-depressiva, transtorno afetivo bipolar, transtorno bipolar do humor, transtorno do espectro bipolar), acreditamos que o termo doença maníaco-depressiva talvez se aproxime um pouco melhor do que ocorre clinicamente na doença, porque nem todo paciente apresenta sintomas psicóticos (para ser chamado de psicose maníaco-depressiva) e a doença bipolar não é apenas uma doença na afetividade ou no humor (para ser chamado de transtorno afetivo bipolar ou transtorno bipolar do humor). Cabe lembrar que em muitos doentes as alterações de energia, pensamentos, impulsos e psicomotricidade são muito mais exuberantes que a alteração no humor propriamente dita. Logo, para o diagnóstico formal de TB I os critérios exigidos são:

> (1) A presença de pelo menos um episódio de mania (pura ou mista) ao longo da vida, independentemente se o paciente apresenta episódios de depressão ou de hipomania, ou se apresenta ou não sintomas psicóticos;
>
> (2) Exclusão de episódio de mania induzida por substância químicas, medicamentos ou outras doenças médicas que cursem com mania;

Apesar de a presença de psicose não ser necessária para o diagnóstico do TB I, cerca de 70% dos pacientes em mania apresentam essa condição. Os sintomas psicóticos em um episódio de mania podem ocorrer de duas maneiras:

(a) Congruentes com o humor: delírios grandiosos, megalomaníacos, de poder, de posse etc., e/ou alucinações auditivas que elogiam ou reforçam o comportamento grandioso e megalomaníaco do paciente;

(b) Incongruentes com o humor: delírios que não possuem relação direta com o humor elevado, podendo serem de perseguição, de influência (acreditar que pode influenciar ou ser influenciado por alguém), irradiação do pensamento e/ou alucinações auditivas sem relação com o humor elevado maníaco. Estes estados são muitas vezes confundidos com um surto psicótico da esquizofrenia porque não existem sintomas maníacos suficientes para levar à caracterização do episódio de mania. Portanto, em todo paciente que se apresente psicótico como primeiro quadro psiquiátrico, é necessário aguardar a evolução temporal dos sintomas, pois muitos se mostram no longo prazo portadores de transtorno bipolar e não de um transtorno psicótico como a esquizofrenia.

A presença de sintomas psicóticos em um episódio depressivo ou maníaco indica uma alteração de elevada gravidade e constitui um marcador clínico e prognóstico negativo quanto à evolução, risco de recorrência, risco de internações, piora qualidade de vida e todos os demais desfechos. É importante ressaltar que, apesar de o episódio maníaco (puro ou misto) serem os definidores diagnósticos do TB I, existem várias outras apresentações sintomáticas que o paciente pode apresentar; e em alguns destes indivíduos a ocorrência do episódio maníaco pode ter ocorrido há vários anos, e posteriormente a isso só se observam episódios depressivos, ou no máximo hipomaníacos, sem que sejam observados mais episódios de mania no curso da doença (Figura 3.11).

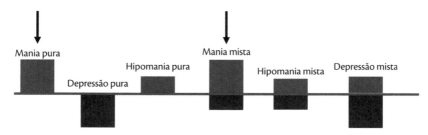

Figura 3.11 – Apresentações clínicas do TB I: episódios de mania pura, episódio de depressão, episódio de hipomania pura, episódio de mania mista, episódio de hipomania mista e episódio de depressão mista.

O curso da doença bipolar Tipo I é sempre fásico, isto é, um episódio de humor maníaco e também os episódios depressivos são bastante intensos e bem destacados da personalidade do indivíduo, de maneira que qualquer pessoa desconhecida (além dos familiares e conhecidos, claro) pode rapidamente reconhecer a natureza dos episódios por conta das mudanças drásticas de comportamento no portador. Adiante veremos que este é um dos principais problemas nos diagnósticos das formas leves de bipolaridade, pois muitas vezes não há um episódio de humor bem delimitado que permita o contraste imediato do comportamento entre uma fase e a personalidade habitual do indivíduo.

Além disso, nas formas mais leves como o TB II o portador pode manifestar um período de hipomania muito longo, às vezes de meses ou anos, de maneira que o paciente e os familiares atribuem aquele estado ao seu estado habitual de personalidade e não a uma doença. O episódio maníaco também pode variar quanto à ocorrência ou não de sintomas psicóticos e à presença ou não de episódios depressivos (Figura 3.12).

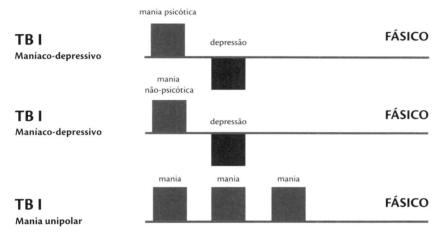

Figura 3.12 – Curso do TB I: (1) episódios de mania psicótica e depressão (doença psicótica maníaco-depressiva); (2) episódios de mania não-psicótica e depressão (doença maníaco-depressiva); (3) episódios de mania recorrentes sem depressão (mania unipolar).

Uma das principais características familiares do transtorno bipolar é a elevada herdabilidade genética da doença, que pode chegar a 90% segundo alguns estudos. Isso significa que se trata de uma doença com elevado componente biológico herdado, pelo menos na predisposição para se apresentar a doença. Em outros termos, no TB I, quando a doença está presente em um dos pais, existe uma probabilidade de 90% desse fator (que envolve vários genes) ser passado para a prole. Entretanto, isso não significa que os filhos apresentarão a doença, porque estes genes podem permanecer silenciados durante toda a vida, desde que os filhos não se exponham a fatores ambientais que são gatilhos para a eclosão da doença.

A questão da hereditariedade é mais bem estudada e bem estabelecida para a doença grave (TB I), que cursa com o episódio maníaco, mas também parece ser válida para as outras formas mais leves do espectro bipolar. A elevada herdabilidade genética significa que, entre parentes próximos (pais e filhos), a herança é transmitida em elevada magnitude e, diante de fatores que podem precipitar a eclosão da doença (privação de sono, uso de estimulantes, ambiente altamente estressante e aversivo, abuso físico e psicológico, etc.), esta pode se instalar e ganhar autonomia (recorrência), mesmo que os estressores sejam removidos. Isso é importante porque pacientes em que se suspeite de um transtorno bipolar Tipo I, via de regra, ou um dos pais é acometido pela forma grave ou os dois pais são acometidos por formas leves (que nunca foram identificadas); ou mesmo em avós e parentes mais distantes a doença estava presente e fatores ambientais fizeram a doença se manifestar. O que ocorre muitas vezes é que famílias com transtorno bipolar muitas vezes convivem por anos em padrões de comportamentos excessivamente sintomáticos (brigas, assédio, humilhações, negligência emocional, falta de empatia, uso de drogas, traição por um dos pais, privação financeira por gastos excessivos, entre outros) sem que jamais se tenha sido identificado que muitos deles são acometidos por uma forma pelo menos leve de transtorno bipolar.

Em relação às **características clínicas** da doença bipolar, uma ocorrência frequente é o aparecimento dos sintomas em idades precoces, isto é, abaixo dos 25 anos. Como normalmente os primeiros episódios são depressivos, qualquer depressão que se inicie na infância ou na adolescência precisa estar sobre constante observação quanto à possibilidade de pertencer ao espectro bipolar, quer seja grave (TB I) ou leve (TB II ou ciclotimia). Isso é relevante até pelo fato de que, muitas vezes, a doença bipolar tem apresentação sintomática muito distinta na infância e adolescência (fato atestado por pesquisas recentes), muito provavelmente porque o sistema nervoso central ainda está em formação e encontra-se muito mais sensível a oscilações do que o cérebro do adulto. É natural no período de transição entre a infância e a idade adulta a ocorrência de mais oscilações de humor do que no adulto e no idoso, e também de uma maior hipersensibilidade aos estressores ambientais e interpessoais. Entretanto, quando se trata de um transtorno de humor, normalmente as oscilações são de caráter mais intenso, mais persistente e, principalmente, produzem um impacto nas relações interpessoais e emocionais do adolescente, que muitas vezes se mostra irreversível.

Na infância é muito raro observarmos apresentações de humor puras, como depressões lentificadas ou manias eufóricas e episódios de humor muito prolongados, como se observamos no adulto. Devido à instabilidade cerebral desta faixa etária é mais comum a ocorrência de episódios de humor incompletos (episódios depressivos ou maníacos parciais) e quadros mistos de humor (sobreposição de sintomas dos dois polos), geralmente com ciclos mais rápidos. Isto é, a criança e o adolescente normalmente não ficarão deprimidos por vários dias e não apresentarão todos os sintomas da síndrome juntos e em elevada intensidade, ao mesmo tempo que tenderão a demonstrar sintomas dos dois polos superpostos (depressões mistas e hipomanias mistas), além de mudanças rápidas de humor, sem permanecer no mesmo quadro por muito tempo. Tudo isso dificulta muito a identificação dos sintomas e da doença nestas faixas etárias, pois foge do padrão conhecido e esperado de episódios de humor clássicos que a população leiga conhece. Além disso, são situações que podem ser facilmente confundidas e explicadas com outras justificativas acessórias, como "é uma criança irritada porque não sabe lidar com frustração", "ele não sabe lidar com limites", "este adolescente não sabe lidar com os problemas da vida, se as coisas estão boas, exagera nos excessos, mas se estão ruins, se tranca no quarto e fica melancólico" etc. Em crianças e adolescentes, depressões mistas podem cursar com isolamento, medo, falta de comunicação com os pais, insônia, irritabilidade, comportamento arredio, automutilação (se arranhar, se cortar, se bater, se marcar, arrancar os próprios cabelos, remover partes da pele etc.), inquietação, dificuldade de se concentrar, de estudar ou fazer atividades recreativas, excesso de pensamentos de morte e até de suicídio, culpa excessiva e crises de pânico. Já as hipomanias mistas nesta faixa etária podem cursar com rompantes curtos e autolimitados de surtos de fúria, raiva, ódio, ira, agressividade, destruição de bens e propriedades, descontrole, podendo estar combinado combinados com comportamentos depressivos das mais variadas formas e intensidades (culpa, desesperança, ideias de morte, ideias de suicídio), além de comportamento constante de grandiosidade que pode se manifestar com desafio e oposição aos pais e professores.

Outro fator importante a se considerar no diagnóstico de um transtorno bipolar é a investigação do **curso longitudinal**, isto é, de como a doença se comporta ao longo do tempo. Esta talvez seja uma das características mais firmes e comuns a todos os tipos de transtorno bipolar, que é a elevada recorrência de alterações de humor, energia, cognição e comportamento. Estudos indicam que no TB I, quando um paciente apresenta um primeiro episódio maníaco, a ocorrência do segundo episódio de humor (quer seja depressivo ou maníaco) é esperada em mais de 97% dos casos. Isto significa que o transtorno bipolar (pelo menos o Tipo I, mais grave) é uma doença crônica — isto é, sem tratamento adequado volta a se manifestar e pode se tornar cada vez mais instável à medida que mais ciclos de episódios de humor começarem a ocorrer. Ao contrário de doenças do espectro depressivo em que, embora exista um elevado grau de cronificação, ainda existe a possibilidade de tratamento com cura, no caso transtorno bipolar, por se tratar de uma doença altamente recorrente, é necessário um planejamento terapêutico que compreenda o tratamento das fases agudas (mania e depressão), sempre tendo em vista que o tratamento também deve englobar um período de manutenção ou profilática, com o objetivo de prevenir a ocorrência de novos episódios no futuro e que a doença se mantenha estabilizada como um todo. Embora a tendência à cronificação seja bem entendida no TB I, uma das principais características de qualquer transtorno do espectro bipolar é a elevada recorrência dos episódios; este fato nos auxilia a entender que, embora a intensidade das alterações para cima sejam intensas e evidentes no TB I (episódio de mania) e se apresentem leves ou mesmo inexistentes em formas muito leves (TB SOE), a presença da alta recorrência continua sendo a regra, mesma nas formas mais sutis de transtorno bipolar. Dessa forma, em alguns tipos de transtorno bipolar leve, como o TB SOE, a presença de marcadores de bipolaridade em indivíduos com depressão recorrente (mesmo sem episódios ou mesmo sintomas hipomaníacos evidentes) possa indicar a necessidade do uso de estabilizadores de humor que previnam a recorrência de oscilações depressivas no humor (Figura 3.13).

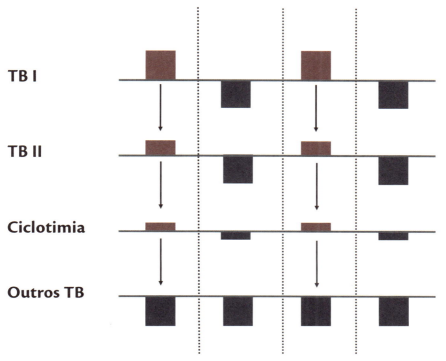

Figura 3.13 – Elevada recorrência na doença bipolar: redução na intensidade das oscilações para cima (mania no TB I: quadrado vermelho grande; hipomania no TB II: quadrado vermelho médio; sintomas hipomaníacos na ciclotimia: retângulo vermelho), mas a elevada recorrência das oscilações de humor se mantém em todas as doenças, mesmo no TB SOE em que não se observam oscilações para cima. A presença de depressões altamente recorrentes concomitantes a marcadores de bipolaridade indicam o benefício do uso de estabilizadores de humor.

Embora o transtorno bipolar sempre tenha precedência sobre as demais doenças que podem se associar ao quadro, é comum a ocorrência de doença bipolar associada a outras doenças psiquiátricas e clínicas; a isso se dá o nome de **comorbidade**.

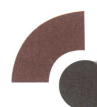

> **Entre as doenças psiquiátricas mais associadas ao TB I estão:**
>
> 1) Transtornos de ansiedade (75% de comorbidade): fobia social; fobias específicas (exemplo: medo de altura, medo de chuva, medo de insetos etc.); transtorno de ansiedade generalizada; transtorno de pânico.
>
> 2) Transtorno por uso de substância (42% comorbidade): álcool, cocaína, maconha, tabaco.
>
> 3) Transtornos alimentares (30% comorbidade): transtorno de compulsão alimentar e bulimia nervosa.
>
> 4) Transtornos atencionais (9% de comorbidade): transtorno de déficit de atenção e hiperatividade.
>
> **Entre as doenças clínicas mais associadas ao TB I estão:**
>
> 1) Doenças endocrinológicas (13% de comorbidade): obesidade, diabetes mellitus, dislipidemia (elevação de colesterol e triglicérides) e hipotireoidismo;
>
> 2) Doenças cardiovasculares (10% de comorbidade): hipertensão arterial, infarto agudo do miocárdio;
>
> 3) Doenças neurológicas (10%): enxaqueca, cefaleia tensional e vertigem;
>
> 4) Outras: asma brônquica.

Outro aspecto importante referente ao TB I é que apresenta índices de suicídio que são cerca do dobro (15%) da frequência de suicídios no transtorno depressivo maior (8%). Essa característica clínica se deve em muito à ocorrência de impulsividade e aumento de energia no transtorno bipolar, bem como à presença de depressões mistas, que são um fator de risco para suicídio.

D) A SÍNDROME HIPOMANÍACA

Ao contrário da síndrome maníaca, em que as alterações de humor, energia, pensamento, vontade e psicomotricidade são fortes em intensidade e persistentes no tempo, de modo que mesmo pessoas desconhecidas possam ser capazes de reconhecer que os comportamentos e o pensamento do indivíduo estão alterados, na síndrome hipomaníaca a ativação é mais leve e pode passar mais rápido, e por isso gera alterações comportamentais que muitas vezes não são encaradas por desconhecidos como estranhas; apenas pessoas próximas do indivíduo percebem que ele está diferente do seu estado habitual. Também dificulta a identificação da hipomania o fato de que, ao contrário da mania, em que as alterações do humor ocorrem com ou sem estímulos do meio, na hipomania a expressão do humor, energia e impulsos pode ocorrer reativamente a estímulos ambientais; e, com isso, é comum pacientes e familiares justificarem os comportamentos com base nos eventos cotidianos que o predispuseram.

Enquanto todos episódios de mania costuma ser fásicos, isto é, têm início súbito e se destacam claramente da personalidade do indivíduo, apenas os episódios de hipomania mais graves tendem a ser fásicos, sendo que estes geralmente duram mais que quatro dias. Vale ressaltar que a maior parte das hipomanias não são episódicas, isto é, não possuem um início bem definido, se instalam insidiosamente e, nestes casos, podem perdurar por meses e até anos, dependendo de sua intensidade e do tipo de doença bipolar de cada paciente. Em hipomanias não episódicas o indivíduo pode não permanecer nesse estado o dia todo, pois ele tende a emitir comportamentos hipomaníacos de maneira reativa ao meio em que se insere e tais alterações costumam causar algum tipo de estranhamento e resposta negativa do meio. Mas, por serem leves, tendem a ser encarados como traços de personalidade e não desregulações de humor e impulso.

É muito comum durante esta fase hipomaníaca o paciente permanecer num estado de predisposição para emitir comportamentos hipomaníacos, mas em virtude da presença ou não de determinadas circunstâncias ambientais ele pode ou não emitir tais comportamentos. Isso significa, por exemplo, que naquele período ele geralmente encontra-se com mais energia e disposição, com o humor tendendo a mais animado e desinibido, mas muitas vezes os comportamentos impulsivos (gastos, drogas, sexo, jogos) serão emitidos diante de circunstâncias ambientais que facilitem a sua ocorrência. Isso difere um pouco da mania em que o paciente fica constantemente acelerado e impulsivo e que, mesmo com pouco ou nenhum estímulo, busca novas atividades e emite novos comportamentos. Trata-se aqui de uma predisposição aumentada que pode encontrar terreno fértil em circunstâncias ambientais.

Em um mesmo paciente os sintomas de hipomania podem oscilar ao longo de um mesmo dia e ao longo de um dia para o outro na semana. O impacto dos sintomas no ambiente costuma ser baixo, isto é, são comportamentos que não são prejudiciais na maior parte das esferas da vida e, na maior parte dos pacientes, a funcionalidade está mantida, e às vezes até aumentada, devido à maior produtividade que muitas vezes um estado hipomaníaco gera. Em contrapartida, existem sempre algumas esferas dos sintomas em que haverá algum tipo de prejuízo — por exemplo, se tornar excessivamente agressivo e insensível dentro de casa; ficar egoísta e só pensar nos próprios planos e projetos; realizar atividades sozinho; gastar dinheiro consigo mesmo; ser muito competitivo e às vezes até desleal com colegas; entre outros.

Existe, na hipomania, sempre algum grau de perda da crítica sobre o próprio comportamento, pelo menos até emitir determinada ação. É comum em pacientes previamente diagnosticados e atentos aos próprios comportamentos, e depois de terem tido um comportamento impulsivo ou terem realizado um comentário sexual inadequado, conseguirem analisar os próprios comportamentos e identificarem excessos e inadequações, mas o fato é que muitas vezes na hipomania esta crítica só virá depois que o comportamento já ocorreu. Em contrapartida, no caso da maior parte das pessoas que estão em um período hipomaníaco, a crítica está ausente e a pessoa não tem consciência de que está inadequada ou "queimando o filme". Não chegam a ocorrer sintomas psicóticos como na mania, mas de alguma maneira existe um prejuízo na apreensão da realidade.

A síndrome hipomaníaca também pode ocorrer concomitantemente a alguns sintomas do polo oposto (depressão), e a isso chamamos de **síndrome hipomaníaca mista**. Porém, quando os sintomas ocorrem exclusivamente no sentido maníaco (ativação) chamaremos de **síndrome hipomaníaca pura** ou simplesmente **síndrome hipomaníaca** (Figura 3.14).

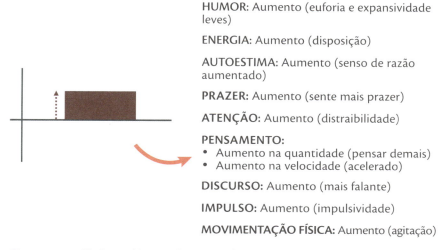

Figura 3.14 – Síndrome hipomaníaca pura: elevação discreta de todos os processos psíquicos.

(1) Humor Elevado

As alterações de humor tanto da mania quanto da hipomania não são percebidas como anormais pelo paciente. No estado hipomaníaco, geralmente quem convive de maneira próxima com o portador percebe que ele está mais engraçado e empolgado; mas, sem o parâmetro do temperamento basal do indivíduo, as pessoas de fora podem não perceber que ele está com o humor elevado e assim a hipomania passa completamente indistinta do estado de humor habitual da personalidade da pessoa.

Quando o paciente já tem o diagnóstico de TB II, conhece os sintomas e monitora o próprio comportamento, é possível que ele se contenha para não ficar mais animado e desinibido que o habitual, mas isso é incomum. A instalação do humor elevado hipomaníaco normalmente é insidiosa, isto é, não ocorre como na mania, em que é possível estabelecer um contraste em relação aos dias anteriores devido à instalação súbita do quadro. O humor elevado da hipomania pura pode se manifestar de maneira **expansiva ou grandiosa**, na qual a pessoa se torna mais confiante e destemida que o normal, mais desinibido, mais propensa a dizer para as pessoas o que realmente pensa delas, mais exibicionista e com um excesso de confiança que não faz parte da sua personalidade habitual.

Outra forma de o humor se polarizar na hipomania pura é para um estado levemente **eufórico**: a pessoa se torna exagerada, falta adequação social, "queima o filme", apresenta um excesso de intimidade com desconhecidos, fala demais sobre a própria vida (*oversharing*), se torna invasiva nos comentários e atitudes, fica íntima demais dos outros, fala demais, exagera nas piadas, faz comentários sexuais ou pejorativos. De alguma maneira, quem está próximo a alguém em estado de humor hipomaníaco percebe um certo exagero e uma inadequação. É comum familiares e amigos relatarem que sentem "vergonha alheia" quando percebem que o familiar está empolgado de maneira muito exagerada. Porém, é importante destacar que o paciente nunca se apresentará francamente eufórico como na mania. Dificilmente o estado de humor chamará a atenção negativamente de maneira evidente como na mania.

(2) AUMENTO DE ENERGIA

Na hipomania ocorre um aumento não exagerado da energia. Normalmente, quando a hipomania ocorre após um período de depressão, o paciente percebe o contraste nos níveis de energia em relação ao seu estado prévio e fica evidente a mudança. Mesmo assim, aumento nos níveis de energia nunca são vistos como algo ruim ou indesejável, pois permite ao paciente maior produtividade e realização de planos e atividades. Geralmente, o paciente dorme menos por noite e não se sente cansado, fica mais disposto para exercícios e produz mais. Este estado se mostra exatamente oposto daquele de alguém com depressão leve, que fica preguiçoso e procrastinador. Pode parecer imperceptível, mas a pessoa com aumento de energia consegue dormir duas ou três horas a menos do que seu habitual, sem sentir-se cansado no dia seguinte; e isso geralmente não fica evidente para o paciente, pois pode parecer a ele que se trata apenas daqueles dias em que a pessoa ficou mais ocupada ou mais produtiva. Consegue fazer atividades mais cansativas, como exercícios físicos extenuantes, sem se cansar. Assume mais atividades por estar mais revigorado e com energia.

Muitas vezes é possível saber em qual período ela apresentou aumento de energia de hipomania apenas conhecendo os níveis basais de energia e disposição de uma pessoa, pois os comportamentos decorrentes do aumento de energia na hipomania não são exagerados e nem francamente visíveis como na mania. Outro fato sempre corrente neste estado é que o paciente justifica muito dos comportamentos como sendo decorrentes de uma fase boa e de mais motivação, mas ele esquece que energia e motivação vêm do sistema nervoso e não da própria disposição do indivíduo. Geralmente o familiar ou alguém próximo relata: "realmente doutor, naquele período ele ficou muito mais animado e fez mais exercícios do que ele costuma fazer; geralmente ele vai na academia uma ou duas vezes na semana e tem períodos em que ele vai todos os dias e até duas vezes por dia"; ou "naquele período ele fez 3 esportes diferentes, natação, luta e musculação e ainda praticava corrida aos finais de semana".

(3) Aumento de Impulsividade

O aumento de impulso e vontade na hipomania nunca é exagerado e geralmente se apresenta de maneira a deixar o paciente mais ocupado, procurando mais coisas para fazer, com mais ideias e planos. Pode se mostrar mais sociável, procura sair mais de casa e interagir mais com as pessoas, mas sem ser inadequado como seria em um episódio de mania. De uma forma geral, nenhum comportamento na hipomania tende a ser visto de maneira francamente negativa ou estranha como é na mania. Um familiar que conheça a personalidade habitual do paciente pode identificar períodos em que ele expressa comportamentos impulsivos que não são habituais da sua personalidade, como querer gastar mais, usar mais álcool, buscar mais parceiros sexuais ou apresentar um visual ou aparência mais exuberante e desinibida. O indivíduo pode se apresentar mais impulsivo, mas de forma ainda discreta.

3.1) Gastos

Ao contrário da mania em que ocorre franco e visível endividamento e compulsão por compras, na hipomania o indivíduo ainda perde o freio para comprar, mas sem prejuízos financeiros. A ocorrência é sutil e normalmente pode ser imperceptível se não analisada de uma maneira mais atenta a manifestações e comportamentos do tipo, como levar mais de um de um mesmo item (exagero leve na quantidade) e comprar coisas que não vai usar.

O paciente não chega a se endividar, mas sente maior necessidade de comprar e presentear, e tende a doar coisas com mais frequência. Existe um evidente aumento nos gastos em relação ao basal, compra coisas que não precisa por impulso e se torna mais passível de emprestar dinheiro e ser generoso. Assim como em todos os outros comportamentos da hipomania, é comum o paciente justificar as próprias ações dizendo que estava numa fase mais favorável financeiramente ou que estava precisando dos itens comprados.

3.2) Drogas

O consumo de drogas — e outras substâncias, como medicamentos — geralmente ocorre em maior frequência e intensidade em episódios de hipomania, mas sem grandes prejuízos como perda de emprego ou de relacionamentos. Surge uma maior vontade consumir substâncias (diferente do habitual) e uma perda do freio em relação às consequências negativas do comportamento. Muitas vezes o consumo de substâncias químicas ocorre de maneira ainda mais silenciosa quando se trata de medicamentos obtidos sem receita em farmácias, como analgésicos, relaxantes musculares e anti-inflamatórios. Em outros casos, pode ocorrer com medicamentos de tarja preta, como ansiolíticos e remédios para dormir.

Associado ao consumo de drogas, ocorre nestes períodos (diferente do habitual do temperamento) uma maior busca por adrenalina e novidades, uma tendência a buscar aventura, quer seja em substâncias ou em atividades menos prejudiciais, como esportes radicais e lutas que forneçam a mesma carga de dopamina e adrenalina.

3.3) Comportamento sexual

Na hipomania o indivíduo pensa e fala mais em sexo, passando a se comportar com mais sensualidade e emanando sedução, além de um consequente aumento na frequência de sexo e masturbação. O paciente tem mais coragem de entrar em aventuras e cometer traições, justificando este estado como um momento de mais autoestima e autoconfiança. A pessoa não fica visivelmente hipersexualizada e erotizada como na mania, mas busca em oculto mais contato erótico/sexual, fica mais desinibida, se torna mais confiante e tende a buscar sexo impulsivo e arriscado. Este tipo de alteração de impulso frequentemente será identificado se o investigador não buscar ativamente sobre como anda a vida sexual e a libido do indivíduo.

3.4) Visual

Na hipomania o visual não é estranho ou francamente exagerado como na mania. Normalmente quem desconhece a pessoa acha que se trata de alguém estiloso e mais despojado. O dado mais importante na identificação da alteração impulsiva do visual é a adesão a estilos muito diferentes do habitual da própria pessoa. Querer inovar, usar roupas que jamais teria coragem, exagerar nas cores e decotes, ficar mais desinibido e usar roupas diferentes do seu habitual também são sinais dessa impulsividade visual. Em suma, existe uma tendência a aumento da vaidade e de gastos relacionados à vestimenta.

3.5) Investimentos impulsivos

Em quadros hipomaníacos, os familiares e quem convive diretamente com o paciente podem não perceber o aumento de impulso para investimentos arriscados e impulsivos. Diferente da mania, em que o paciente fica excessivamente confiante em si mesmo e em suas decisões, mesmo os investimentos evoluindo para consequências desastrosas e falência, na hipomania é comum haver uma congruência e uma lógica para as atitudes e comportamentos, embora de fundo sempre se observe um destemor e um excesso de confiança. As consequências na hipomania sempre são mais leves e atenuadas do que na mania, embora a alteração formal seja a mesma: o aumento de impulso e a falta de freio. É comum o paciente não escutar os familiares ao redor, achar-se o dono da razão e acreditar que as pessoas estão erradas, mesmo com evidências fortes de que seus planos não darão certo.

3.6) Jogos

O paciente em hipomania pode aumentar o impulso para atividades que envolvam risco e dinheiro, como jogos de azar, mas também pode aumentar o tempo gasto com jogos de celular e de internet que não envolvem aplicação financeira. Nestes casos, o paciente muitas vezes encontra-se acelerado e fixado mentalmente nesta atividade, mas por estar parado em uma mesma atividade pode não demonstrar objetivamente esta aceleração.

3.7) Trânsito

O aumento de impulsividade no trânsito se manifesta com aumento da pressa e a dificuldade de aguardar. Ao contrário da mania, em que costuma ocorrer franca violência e agressividade no trânsito, na hipomania o familiar percebe que, em vigência deste estado de humor, o paciente tende a mudar a forma de dirigir, se tornando mais impulsivo, mais competitivo e mais destemido. Há na hipomania pressa e impaciência, se irrita com bastante facilidade e não tolera ser ultrapassado, pois sente que está sendo humilhado ou desrespeitado. Buzina e xinga o tempo todo e tende a arrancar sempre na frente.

3.8) Outros

O aumento de impulsividade na hipomania também pode se manifestar em esferas mais simples, como decidir falar coisas que vêm à cabeça ou escrever uma resposta ofensiva a alguém sem conseguir frear as próprias palavras. Outra manifestação possível de comportamento impulsivo é o que se chama de mentira patológica, em que o paciente inventa mentiras e histórias sem remorso e apresenta uma tendência a emitir comportamentos antissociais (roubar, matar, agredir, ludibriar, manipular etc.), em que lhe falta empatia pelo sofrimento do outro, muito por conta do aumento do impulso, da grandiosidade (se achar dono da razão) e acreditar que é esperto o suficiente para controlar e manipular todo o meio à sua volta. Mas, como em todos os outros aumentos de impulsividades descritos aqui, é leve e pode inclusive passar tranquilamente despercebido como sendo da própria personalidade.

Um dado importante que permite diferenciar traços de personalidades de alterações de humor é que estes ocorrem em alguns momentos específicos e não de forma constante, como nos transtornos de personalidade. Além disso, os sintomas em um quadro hipomaníaco nunca ocorrem isoladamente, mas sempre em conjunto com os demais sintomas da hipomania.

(4) ACELERAÇÃO E ENVIESAMENTO POSITIVO DO PENSAMENTO

Nos quadros hipomaníacos normalmente se observam alterações também discretas no pensamento e, consequentemente, na fala da pessoa. Na **forma do pensamento** ocorre um aumento na quantidade e na velocidade dos pensamentos; isto é, o paciente pode pensar mais, com um maior volume de informações, e de maneira mais ágil e resolutiva. Dificilmente esse processo vai se traduzir em um indivíduo de comportamento falante e visivelmente acelerado, como ocorre na mania. Os familiares podem perceber a pessoa mais falante que o habitual, mas não chega a apresentar arborização de pensamento ou pressão por falar, como nos quadros maníacos.

Geralmente o sintoma principal da aceleração de pensamentos na hipomania é a pressa e a impaciência, que geralmente fazem acreditar que os outros estão lerdos e atrasando tudo, terminar a frase dos outros, fazer coisas pelas outras pessoas, e muitas vezes até inferir coisas que foram ditas ou feitas pelos outros mesmo que não tenha sido exatamente daquela maneira ou que realmente não tenha efetivamente acontecido. O **conteúdo do pensamento** na hipomania é enviesado para o positivo, mas não foge de temas habituais do dia-a-dia, aparecendo aqui como um otimismo e maior autoconfiança.

(5) Alteração das Funções Cognitivas

Também ocorre na síndrome hipomaníaca alteração transitória em funções cognitivas: atenção, memória e funções executivas (planejamento, flexibilidade mental e tomada de decisão), mas assim como nas outras funções psíquicas, de maneira mais rápida e discreta. Na hipomania também pode ocorrer **aumento da atenção espontânea** (aumento de distraibilidade), em que os estímulos do meio externo são suficientemente fortes para atrair o indivíduo e tirar seu foco de atenção. Como é uma distraibilidade leve, eventualmente percebe que pensa mais de uma coisa ao mesmo tempo ou se distrai com estímulos do meio, se sente desatento e geralmente busca ajuda acreditando se tratar de um transtorno de déficit de atenção. Normalmente é uma distraibilidade que não fica evidente ao se observar o paciente, mas ele nota a distraibilidade no seu dia a dia e pode até procurar tratamento para déficit de atenção.

Assim como na mania, na hipomania há uma tendência de o paciente se tornar mais desorganizado e sem foco, não concretizar tarefas, e começar várias coisas ao mesmo tempo, sem finalizá-las.

(6) Aumento da Movimentação Física

Pacientes em hipomania ficam visivelmente mais ativos e inquietos. Procuram ajuda médica dizendo que são ansiosos e que não conseguem permanecer quietos, quando na verdade trata-se de um aumento de agitação física e motora. Não estão visivelmente agitados ou inquietos no momento da consulta porque os picos de hipomania acontecem no dia a dia da pessoa, não costumam ser um estado constante e mantido, como ocorre na mania e que seria diretamente observado pelo médico; mas, por meio de relatos do paciente e de acompanhantes é possível identificar momentos de maior agitação e movimentação. Tendência a terem mais pressa, não conseguirem esperar, e às vezes fazer coisas a pé ou saírem andando sozinhos por não estarem tendo paciência de aguardar um taxi ou uma pessoa que virá buscá-las.

(7) Alteração das Funções Vegetativas — Sono

Indivíduos em quadro maníaco apresentam uma redução da necessidade do sono, principalmente devido ao aumento de energia associado. É um estado diferente da insônia porque a sensação subjetiva é de realmente não precisar dormir e já se sentir descansado e vitalmente revigorado mesmo com poucas horas de sono. É como se tivesse feito uso de estimulantes que o deixassem ligado e alerta. Não consegue dormir mesmo se ficar no escuro ou deitado, e com isso acaba se levantando e procurando coisas para se ocupar.

(8) Alteração das Funções Sensoperceptivas

As mudanças psíquicas na hipomania são leves e geralmente não chegam a alterar de maneira evidente a percepção do meio. É um quadro mais sutil e que muitas vezes altera a maneira do paciente se sentir, mas não a ponto de ter sensações diferentes acerca do externo. Nunca ocorrem alucinações na hipomania.

(9) Alteração da Percepção da Realidade

Também não ocorrem delírios ou crenças distorcidas sobre a realidade na hipomania. Este tipo de alteração é típico de elevações intensas, como aquelas verificadas em episódios de mania. Eventualmente o paciente pode ter um excesso de autoconfiança, uma grandiosidade e até mesmo uma desconfiança, ciúme e persecutoriedade que podem ter algo de exagerado e fora da realidade, mas formalmente não são suficientemente graves a ponto de serem definidos como delírios. Se um paciente em suposta hipomania se mostrar visivelmente delirante, na realidade o diagnóstico está equivocado e isso por si só deve levar a modificação do diagnóstico para mania.

E) SUBTIPOS DE SÍNDROME HIPOMANÍACA

Assim como a depressão e a mania apresentam subcategorias de expressão dos episódios de humor, a hipomania também se mostra dividida em subtipos com diferentes características clínicas, evolução e respostas ao tratamento. Nos deteremos aqui à explicação mais detalhada da hipomania mista, mas a hipomania também pode ocorrer com características ansiosas e com ciclagem rápida, de forma semelhante à mania.

(1) Com Características Mistas

Como já foi mencionado antes, toda vez que ocorrem sintomas depressivos em um paciente que está em mania ou hipomania, e além disso apresenta um quadro maníaco misto (disfórico), o humor deixa de ser essencialmente eufórico e passa a apresentar algum grau de irritabilidade, podendo evoluir até um quadro onde há intensa agressividade e violência. A **síndrome hipomaníaca mista** compreende quadros hipomaníacos em que ocorre predomínio de ativação de funções cerebrais (sintomas hipomaníacos), mas com algumas características de lentificação (sintomas depressivos) combinadas (Figura 3.15):

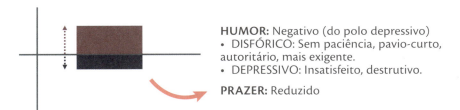

Figura 3.15 – Síndrome hipomaníaca mista: predomínio de ativação com humor negativo

A **síndrome hipomaníaca mista** (também chamada de hipomania disfórica) é um quadro em que a maior parte dos sintomas é de ativação e aceleração (energia aumentada, aumento de impulsividade, distraibilidade, pensamento acelerado e em grande quantidade), mas com alguns sintomas de depressão, geralmente ausência de capacidade de sentir prazer e humor negativo. O humor da hipomania mista normalmente é disfórico, isto é, com uma irritabilidade agressiva. O familiar consegue identificar que no período em que o paciente se encontra em hipomania mista ele tende a ficar mais rígido e autoritário, exigente, impaciente e "pavio-curto". Tende a não demonstrar agressividade física como na mania, mas pode se tornar verbalmente agressivo, principalmente com pessoas mais próximas. Na hipomania, o indivíduo consegue modular a própria impaciência e agressividade e esconder este estado de humor em situações que demandem bom humor e interação social. É comum, entretanto, a pessoa descarregar toda a raiva e impaciência em casa com o parceiro ou com familiares. O paciente torna briguento, sarcástico, irônico, querelante, "procurando pelo em ovo", debatedor etc. Em casos mais graves, o paciente tende a procurar por brigas e conflitos.

F) O TRANSTORNO BIPOLAR TIPO II

O TB é um transtorno psiquiátrico complexo ligado à desregulação cerebral de áreas do humor, energia, impulsos, pensamento e psicomotricidade. As principais alterações que caracterizam a doença são desregulações no sentido da elevação ou ativação que é intensa e persistente no TB I e mais discreta em formas como o TB II e em outros transtornos bipolares ainda mais leves. Embora a forma clássica (TB I) seja mais prototípica e a mais conhecida pela maior parte das pessoas, é a mais rara e com frequência em torno de 1%. Já o TB II apresentou prevalência que chegou a 8% em estudos populacionais. Isso significa que a maioria dos portadores de transtorno bipolar nunca apresentarão manias, nunca terão sintomas psicóticos (que é o que o público leigo conhece e chama de "loucura", quando a pessoa sai da realidade), nunca precisarão ser internados e apresentarão múltiplos episódios depressivos, estes geralmente não tão graves em intensidade como os episódios depressivos do TB I, mas com elevada tendência à cronicidade.

Esse conjunto de fatores por si só já deve ser suficiente para transformar o conceito que o leitor possui de bipolaridade. Aquela imagem do indivíduo com transtorno bipolar de filmes e livros, em que a pessoa fica com o humor francamente eufórico, acelerada, sem contato com a realidade e com múltiplos comportamentos bizarros, é muito rara e nunca vai ocorrer na maior parte dos pacientes com bipolaridade. A maior parte dos portadores de transtorno bipolar são pessoas comuns do dia a dia, que trabalham, que movem a sociedade, empreendedoras, criativas, mas que carregam nas costas depressões altamente recorrentes e que, geralmente, possuem histórico de anos de trocas e mais trocas de antidepressivos e outros tratamentos que nunca foram suficientes para deixá-las estáveis. A regra na bipolaridade mais leve é a presença de múltiplos episódios de depressão, com elevada recorrência e muitas vezes resistentes ao tratamento com antidepressivos. Costuma apresentar uma idade de início intermediária entre o TB I e o TDM. Enquanto a idade média de início dos episódios de humor no TBI é da ordem dos 15 anos, no TB II gira em torno dos 20 anos e no TDM ocorre por volta dos 30 anos. Assim como no TDM, o TB II é uma doença que ocorre mais frequentemente em mulheres do que homens, ao passo que o TB I tem igual ocorrência nos gêneros masculino e feminino.

O curso natural mais comum do TB II é se apresentar com depressão recorrente, e por isso é inicialmente diagnosticado como sendo um TDM. Pesquisas mostraram que o tempo médio para o diagnóstico correto de TB II pode levar até **vinte anos**. Isso dificulta muito o atendimento a pacientes deste tipo, porque a pessoa passou vários anos acreditando ter depressão e, após anos de tratamento, descobre que o verdadeiro diagnóstico é de TB II. Muitas vezes, quando o paciente busca na internet sobre transtorno bipolar, ele encontra relatos referentes ao TB I e com isso acaba não confiando no diagnóstico de bipolaridade II. A resistência ao tratamento antidepressivo é um dos preditores mais comuns de conversão diagnóstica em alguns estudos, ou seja: pacientes que não respondem ao antidepressivo possuem chance maior de apresentarem um diagnóstico de transtorno bipolar tipo II em algum momento futuro. Isso significa que a ausência de resposta ao tratamento com antidepressivos deve por si só levantar a hipótese de uma depressão do espectro bipolar e não do espectro unipolar. Outro fator de risco comum para a modificação diagnóstica é o início precoce da depressão. Pessoas com início de depressão antes dos 30 anos de idade tendem a pertencer ao espectro bipolar e não ao unipolar.

Embora um **atraso no diagnóstico** de transtorno bipolar seja comum em TB II, é improvável que a forma grave com episódios de mania (TB I) passe despercebida, e geralmente não se trata um diagnóstico tardio ou equivocado. Em contraste, as formas leves (TB II e outros TB) sofrem de um problema ainda maior, que é o diagnóstico equivocado com TDM e o uso de antidepressivos por longos períodos, atrasando assim o uso de drogas estabilizadoras do humor que seriam mais adequadas para um melhor tratamento a longo prazo, pois preveniriam recorrência e apresentações mais graves da doença como estados mistos e ciclagem rápida.

Além disso, ao contrário do que muitos pacientes e também alguns médicos acreditam, o uso de antidepressivos nos casos leves de transtorno bipolar dificilmente levará ao correto diagnóstico por meio do aparecimento de mania ou hipomania. Isso costuma ser uma ideia equivocada de que o paciente não tem depressão bipolar se o mesmo não apresentou hipomania ou mania com o uso de antidepressivos — o que não é verdade e será melhor explicado adiante. O uso de antidepressivos no TB II não produz o aparecimento de sintomas maníacos claros na grande maioria dos pacientes. É um erro achar que o fato de o paciente ter usado antidepressivos por anos e não ter entrado em hipomania garanta que ele não apresente TB II. Trata-se de um conceito equivocado porque a resposta ao antidepressivo pode ser muito variável nesta subpopulação de pacientes, desde a possível emergência de hipomanias até aqueles pacientes em que o antidepressivo não produz efeito nem positivo e nem negativo, mas um efeito completamente nulo ou neutro. E, por incrível que pareça, na maior parte dos casos de TB II os antidepressivos são eficazes e funcionam maravilhosamente bem nos primeiros anos da doença, o que leva a pessoa e o próprio médico acreditar que o diagnóstico está correto e o tratamento vai bem.

A maioria dos pacientes que busca cuidados psiquiátricos na esfera afetiva têm como principais queixas sintomas depressivos que frequentemente são de curso crônico (presentes há vários anos) ou recorrentes (vários períodos de melhora e piora de depressão). Esses pacientes devem ser diferenciados entre os pacientes com TDM recorrente de pacientes com TB II. Um dos problemas que tem sido observado é que o episódio de hipomania descrito pelas diretrizes diagnósticas recentes ainda é defasada e utiliza os mesmos sintomas dos episódios de mania, porém com menor número de sintomas, com a ressalva de que os sintomas psicóticos nunca ocorrem na hipomania, além de os sintomas não serem suficientemente graves para requerer hospitalização. Entretanto, embora a hipomania seja também um sintoma de ativação e seja mais leve do que a mania, desde relatos mais antigos sabe-se que episódios de hipomania não são simplesmente uma mania leve e a sua apresentação clínica é bastante diferente, não se mostrando fásica e bem definida como a da mania; tende a ser crônica, isto é, acompanha o indivíduo por anos, como se fossem traços do seu próprio jeito de ser.

Embora a apresentação clínica da hipomania esteja descrita desde 1878 (por Jules Falret) e o termo hipomania tenha sido inventado por Mendel em 1881, foi apenas em 1976 que Dunner e colaboradores propuseram dividir os pacientes bipolares nos subtipos I e II. O grupo de pacientes TB I incluiu aqueles com episódios bem definidos de mania (com ou sem depressão), enquanto os pacientes com TB II, que geralmente não apresentavam episódios bem delimitados (não são tão fásicos como os TB I), receberam tratamento predominantemente para depressão e tiveram vários episódios discretos e silenciosos de ativação ao longo da vida. A hipomania costuma ser tão atenuada, porém recorrente, que muitos familiares e doentes observam que em alguns casos os períodos de hipomania podem ser duradouros como o de uma depressão, permanecendo ativos durante meses ou anos a fio, confundindo inclusive a pessoa e a própria família sobre o que seria da personalidade e o que seria alteração de humor e comportamento fruto de uma hipomania do transtorno bipolar Tipo II.

É muito difícil avaliar a hipomania na população geral e em pacientes deprimidos, principalmente porque as pessoas geralmente não estão muito atentas para suas mudanças de humor, só identificando assim as consequências do comportamento e não as alterações que geram esses comportamentos. Além disso, não se queixam ou sofrem de seus aumentos de energia, atividade e comportamento, e tendem a experimentá-los como positivos. Essas mudanças, assim, são mais prováveis de serem reconhecidas pela família e amigos. Foram essas considerações que levaram alguns autores a recomendar mais recentemente que sejam utilizados sinais e sintomas de aumento de atividade dirigida (***overactivity***) para detectar a hipomania, uma vez que as oscilações de humor na hipomania são geralmente discretos e não ficam tão evidentes e com características patológicas como na mania. Abaixo os critérios de hipomania utilizados no estudo de Zurique (Tabela 3.1):

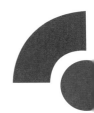

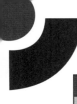

TABELA 3.1 – CRITÉRIOS DE HIPOMANIA DO ESTUDO DE ZURIQUE.
A) Durante os últimos 12 meses, sem nenhum motivo particular, você percebeu que esteve (pelo menos 3 sintomas):
(1) com aumento de energia em relação ao seu habitual; (2) mais ativo do que seu habitual; (3) desinibido para interação social (diferente da personalidade de base); (4) mais falante do que o seu habitual; (5) viajou mais do que o habitual; (6) mais ocupado;
B) Durante os últimos 12 meses, sem motivo particular, você percebeu que se sentiu (pelo menos 3 sintomas):
(1) com menos sono; (2) com mais disposição física; (3) com maior autoconfiança; (4) com maior entusiasmo pelo trabalho; (5) com mais atividades sociais, telefonemas e visitas; (6) apresentou direção imprudente; (7) apresentou gastos excessivos; (8) desempenhou atividades profissionais ou negócios mais arriscados; (9) realizou mais atividade física.

Fonte: Angst *et al*, 2003.

Em geral, o que é observado na prática clínica é que a apresentação sintomática das verdadeiras hipomanias é bastante diferente da descrita pelos critérios diagnósticos atuais. Geralmente:

(1) Ao contrário da mania, o paciente não permanece continuamente na hipomania o dia todo, com essa condição oscilando ao longo das horas do dia. Logo, episódios de hipomania fásicos e bem delimitados não são o que se deve esperar para diagnosticar TB II;

(2) Os sintomas hipomaníacos são geralmente percebidos por familiares e amigos que conhecem intimamente o paciente, e geralmente há mais mudanças em comportamentos que demonstram maior atividade dirigida a certos objetivos, maior fixação mental em determinados assuntos e aumento de energia;

(3) Alguns sintomas maníacos clássicos e claramente identificáveis, como grandiosidade, autoestima inflada, a pressão por falar (paciente visivelmente falante), a arborização do pensamento (pensamento pulando de um assunto para o outro) e a agitação psicomotora raramente ocorrem juntos na hipomania, uma vez que este quadro é mais atenuado e muitas vezes só pode ser melhor reconhecido quando contrastado com a personalidade habitual;

O TB II é uma doença muito heterogênea e que apresenta uma grande variabilidade de apresentações clínicas (Figura 3.16):

1) Episódios depressivos recorrentes e intercalados com hipomanias puras fásicas e bem definidas;
2) Episódios depressivos recorrentes e intercalados com hipomanias puras crônicas ("hipomanias verdadeiras");
3) Episódios depressivos recorrentes e intercalados com hipomanias mistas;
4) Episódios depressivos recorrentes e intercalados com um temperamento hipertímico que esconde hipomanias.

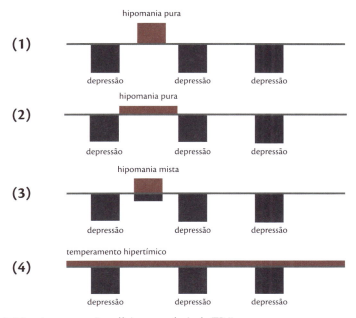

Figura 3.16 – Apresentações clínicas possíveis de TB II.

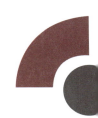

De maneira geral, podemos encontrar TB Tipo II em manifestações clássicas (hipomanias mais evidentes) e em formas mais sutis (hipomanias silenciosas). As formas mais clássicas compreendem aqueles casos de indivíduos que apresentam um episódio de hipomania fásico, bem definido (espontâneo ou induzido pelo uso de antidepressivos) e com duração de pelo menos 4 dias (como exigido pelos critérios atuais do DSM-5). As formas mais sutis de TB II envolvem pacientes com hipomanias de longa duração, que podem ser confundidas com personalidade basal ou temperamento hipertímico (que será melhor detalhado a seguir), que escondem hipomanias por terem sintomatologia semelhante.

A **personalidade** de um indivíduo, ou seja, a maneira como ela se expressa, é composta de duas esferas didaticamente definidas:

- ► **Temperamento**: natureza emocional instintivamente herdada, isto é, o padrão de humor de base que define uma tendência ou predisposição a se sentir e se comportar, continuamente persistente, que se expressa já desde a infância, mas se que se consolida e se define até o final da adolescência. O temperamento é o "tempero", o "gênio" da pessoa, os traços de humor e emoções que definem a pessoa. A maneira de se expressar afetivamente de uma pessoa, o quanto ela tende a ser mais extrovertida, neutra ou introvertida;
- ► **Caráter**: valores, conceitos e princípios incorporados pelas vivências, pela cultura e por ensinamentos que são aprendidos e que geram significados.

Do ponto de vista dos transtornos de humor, o tipo de temperamento que uma pessoa apresenta direciona quais tipos de transtornos de humor (unipolares ou bipolares) uma pessoa tenderá a apresentar. Existem didaticamente dois grandes grupos de temperamentos: **fortes e brandos**. Os ditos temperamentos **fortes** se dividem em hipertímicos e ciclotímicos, enquanto os temperamentos brandos em depressivos e irritáveis. É importante salientar que, embora existam pessoas com um temperamento mais puramente definido em um determinado grupo ou outro (forte ou brando), o mais comum é que as pessoas apresentem traços de temperamento que misturem os dois grupos, embora normalmente haja predomínio de um em relação ao outro.

Dentro do grupo dos indivíduos de personalidade hipertímica podemos observar alguns subgrupos:

(1) EXTROVERTIDOS: brincalhões, engraçados, extravagantes, otimistas, intensos, criativos, dramáticos;

(2) DOMINADORES: líderes, ativos, competitivos, destemidos, desinibidos, impulsivos, tiranos e exigentes;

(3) ENÉRGICOS: agitados, fortes, buscam por adrenalina, exploradores, dinâmicos e curiosos.

Dentro do grupo dos indivíduos de **personalidade ciclotímica** temos aquelas pessoas com elevada instabilidade tanto em termos emocionais quanto comportamentais. Em outros termos, são pacientes que oscilam constantemente, sendo que em alguns momentos apresentam-se com elevada autoestima e em outros com baixa autoestima; variam entre sem planos e muitos planos; entre humor apático e humor enérgico; entre pensamento lento e pensamento rápido; entre mais calados em alguns momentos e mais falantes em outros; entre excesso de sono e pouco sono. Costumam apresentar mudanças constantes de emprego, de gostos e estilos, variações na sexualidade, instabilidade social e profissional.

Como características da **personalidade depressiva** estão a tendência a serem introvertidos, introspectivos, inibidos, com tendência ao isolamento e a desempenharem atividades individuais e calmas, passivos, obsessivos, medrosos, inseguros, preocupados, pessimistas, cautelosos, tímidos e indecisos. E por último, como características da **personalidade irritável** estão a irritabilidade fácil e constante, tendência reclamar, pessoas negativas, ranzinzas, impacientes, intolerantes e com uma insatisfação constante consigo e com a vida.

Notadamente, pessoas com temperamento forte (hipertímicos e ciclotímicos) têm maior tendência a apresentarem transtornos de humor do espectro bipolar e pessoas com temperamento brando (depressivo e irritável) apresentam maior tendência a apresentarem transtornos depressivos e ansiosos. Acredita-se que a presença de temperamento hipertímico ou ciclotímico muitas vezes esconda a ocorrência de hipomanias, de maneira que muitas vezes só fique evidente uma alteração de humor para o polo da depressão, visto que este é diametralmente oposto.

Em termos gerais, os episódios depressivos maiores no TBI, no TB II e no TDM são idênticos e há um consenso de que não é possível separar as 3 doenças apenas com base nos episódios de depressão. Entretanto, a partir de alguns estudos, sabe-se que a depressão unipolar (do TDM) e a depressão bipolar (dos transtornos bipolares I e II) apresentam algumas características clínicas distintas. Depressões bipolares apresentam: início mais precoce (antes dos trinta anos); instalação abrupta da depressão; episódios depressivos mais curtos (inclusive com resolução espontânea em alguns casos); altamente recorrente (múltiplos episódios); mais histórico familiar de transtorno bipolar (Tipo I ou II), outras doenças psiquiátricas graves ou suicídio; mais comumente de subtipo depressivo atípico (anergia, hipersonia, hiperfagia); maior ocorrência de sintomas psicóticos na depressão; maior ocorrência de início pós-parto; maior ocorrência de sazonalidade (depressões de inverno e hipomanias de verão) (Tabela 3.2).

TABELA 3.2 – DIFERENÇAS CLÍNICAS ENTRE DEPRESSÃO UNIPOLAR E BIPOLAR.		
Sintomas	**Bipolar**	**Unipolar**
História familiar de transtorno bipolar ou dependência química	+	–
Idade de início	Antes dos trinta anos	Depois dos trinta anos
Modo de início	Abrupto	Insidioso
Comorbidade com TDAH	+	–
Duração dos episódios	Menos de seis meses	Mais de seis meses
Número de episódios depressivos prévios	Muitos	Poucos
Sintomas depressivos mais comuns	Humor lábil ou misto	Humor deprimido e anergia
Lentificação psicomotora	+	–
Sintomas no sono	Excesso de sono	Falta de sono
Sintomas no apetite	Aumento de apetite	Falta de apetite
Outros sintomas depressivos comuns	◆ Atípicos ◆ Psicóticos ◆ Culpa patológica	◆ Sintomas vegetativos

Moreno *et al*, 2012; Perroud *et al*, 2014.

Entre os subtipos de transtorno bipolar também há diferenças clínicas. As depressões bipolares do TB I costumam ser mais graves e muitas vezes levam à internação hospitalar, além de costumeiramente cursar com sintomas graves de depressão melancólica (culpa, ideias de morte ou suicídio, lentificação intensa, sintomas psicóticos, perda de peso intensa, insônia no final da madrugada etc.), e geralmente são episódicas e bem delimitadas. Já no TB II existe uma tendência à cronificação da depressão, isto é, embora o quadro depressivo possa ser um pouco menos grave em intensidade, o paciente permanece por longos períodos deprimido, apresenta alta incidência de sintomas ansiosos (medo, pânico, preocupação) associados; pode oscilar o humor (períodos de melhora e piora, inclusive no mesmo dia); cursa com mais tentativas de suicídio; presença de alcoolismo associado; transtornos de personalidade associados (borderline, histriônico, principalmente) e elevada recorrência (mais de dez episódios ao longo da vida) (Tabela 3.3).

TABELA 3.3 – DIFERENÇAS CLÍNICAS ENTRE DEPRESSÃO UNIPOLAR E BIPOLAR.

Sintomas	Predomínio
Ansiedade	TB II mais que TB I
Tempo vivido em depressão	TB II mais que TB I
Ciclagem rápida	TB II mais que TB I
Tentativas de suicídio	TB II mais que TB I
Disforia pré-menstrual	TB II mais que TB I
Sexo feminino	TB II mais que TB I
Alcoolismo em mulheres	TB II mais que TB I
Transtornos ansiosos	TB II mais que TB I
Transtornos de personalidade	TB II mais que TB I
Mais de dez episódios	TB II mais que TB I
Depressão atual	TB II mais que TB I
Intervalo entre os episódios	TB I mais que TB II
Sintomas psicóticos	TB I mais que TB II
Hospitalizações	TB I mais que TB II

TABELA 3.3 – DIFERENÇAS CLÍNICAS ENTRE DEPRESSÃO UNIPOLAR E BIPOLAR.	
Sintomas	**Predomínio**
Gravidade dos episódios depressivos	TB I mais que TB II
Duração do episódio depressivo	TB I mais que TB II
Prescrição atual de psicotrópicos	TB I mais que TB II
Depressão melancólica	TB I mais que TB II

Dell'Osso et al, 2015

Episódios de humor com características mistas (depressões, manias e hipomanias) podem acontecer em qualquer transtorno do humor (TB I, TB II e TDM). Alguns pacientes nunca vão apresentar um episódio misto na vida, já outros apresentam somente quadros mistos ao longo de toda a evolução da doença. Antigamente acreditava-se que um estado misto era um momento de transição entre um episódio de humor eufórico e outro episódio de humor deprimido, ou vice-versa. Hoje sabe-se que estados de humor mistos podem aparecer sem que esteja ocorrendo uma transição entre fases, inclusive sendo observado em pacientes com depressão unipolar (sintomas mistos podem ocorrer em até 30% das depressões unipolares). Nos pacientes bipolares o aparecimento de episódios de humor mistos parece ser mais comum do que os de episódios puros (cerca de 60% dos episódios). Episódios de humor mistos apresentam pior evolução: maiores taxas de internação; mais faltas no trabalho; maior risco de suicídio; maior risco de homicídio; maior associação com ansiedade, uso de substâncias e automutilação (Tabela 3.4).

TABELA 3.4 – DIFERENÇAS CLÍNICAS ENTRE EPISÓDIOS PUROS E MISTOS		
	Puro	**Misto**
Prevalência	TDM aproxim. 70% TB aproxim. 40%	TDM aproxim. 30% TB aproxim. 60% (no qual TB II maior que TB I)
Episódios	Fásicos	Menos delimitados
Prognóstico	Bom	Ruim
Taxa de internação	Menor	Maior
Intensidade dos sintomas	Menor	Maior

TABELA 3.4 – DIFERENÇAS CLÍNICAS ENTRE EPISÓDIOS PUROS E MISTOS		
	Puro	**Misto**
Gravidade dos sintomas	Menor	Maior
Prejuízo funcional	Menor	Maior
Suicídio	Menor	Maior
Homicídio	Menor	Maior
Comorbidades	Menor	Maior (ansiedade, drogas, transtorno de personalidade, automutilação)
Resposta a Lítio	Maior	Menor

Dell'Osso *et al*, 2015

O diagnóstico de TB II pode levar anos para ser consolidado, principalmente porque as comorbidades que o acompanham são tão exuberantes que tomam frente na apresentação clínica, "escondendo" o transtorno bipolar. A apresentação clássica de transtorno bipolar, com fases de euforia intercaladas com fases de depressão, é rara e representa a menor parcela dos verdadeiros bipolares. Por isso, quando o paciente ou os familiares não conseguem identificar fases bem delimitadas de humor eufórico, o diagnóstico acaba sendo de várias doenças associadas e não de transtorno bipolar de tipo II.

Existem ainda outras formas ainda mais atípicas de transtorno bipolar que podem evoluir de várias maneiras diferentes; e muitas delas não cursam com depressão, mas sim com períodos de aumento de energia e comportamentos de alta impulsividade que podem demorar a serem reconhecidos como pertencentes ao transtorno bipolar, como: uso abusivo de drogas (álcool, cocaína, maconha, ecstasy, anfetaminas, anabolizantes etc.); sexo compulsivo; roubo compulsivo; uso abusivo de tecnologias eletrônicas, como celulares e *tablets* associado ao jogar compulsivo. A forma de apresentação é a mesma — o aumento de energia e a fixação mental em algum assunto, que varia de paciente a paciente e que representa a mesma maneira do cérebro se alterar, que é a aceleração mental e o aumento de atividade dirigida a alguma atividade específica.

É muito comum as pessoas enxergarem a **dependência química**, por exemplo, como uma doença isolada e que causa muitos danos e prejuízos tanto ao paciente quanto à família; mas o que muitas vezes as pessoas não sabem é que uma grande parcela dos casos de dependência química esconde, na realidade, outras doenças que cursam com aumento de impulsividade, como o transtorno bipolar. Outros exemplos são encontrados na **compulsão por jogos**, na **compulsão por sexo**, na **bulimia nervosa**, na **compulsão alimentar**, na **mentira patológica compulsiva**, no **ciúme compulsivo**, na **compulsão por internet e celular** e em vários outros comportamentos em que ocorre aumento de impulsividade e de atividade dirigida, e nos quais muitas vezes não se observa que o fenômeno da aceleração e da fixação mental ocorrem de forma associada.

Tudo isso, claro, quando não há outros sintomas completando outras facetas da síndrome hipomaníaca que ficam sem ser investigadas por anos — por exemplo, a compulsão sexual demonstrada por alguns pacientes que passam noites inteiras acordados (redução da necessidade de sono), se masturbando e vendo vídeos pornográficos (aumento de libido), gastando dinheiro com sexo e filmes (aumento de gastos). O grande problema é que muitas vezes se observa apenas o comportamento sem considerar a forma de apresentação, de maneira que o tratamento pode ser profundamente modificado quando o diagnóstico passa de uma dependência química pura, em que muitas vezes as abordagens de psicoterapia são o tratamento mais recomendado, para um diagnóstico de uso de drogas secundário ao transtorno bipolar, em que a estabilização farmacológica do quadro possui um impacto diferente na evolução da doença.

Outro diagnóstico que é erroneamente mal realizado no lugar de TB II é o de **transtorno *borderline* de personalidade**. Os critérios diagnósticos definidos pelas diretrizes do DSM-5 são antigos e anteriores à incorporação do especificador "depressão com características mistas", que só veio a ser introduzido em 2013. Dessa maneira, da forma como os critérios estão definidos hoje (Tabela 3.5), podemos observar que os critérios de número 3 a 8 descrevem todos comportamentos relacionados à instabilidade do humor, e apenas os critérios 1, 2 e 9 seriam critérios específicos relacionados a algum tipo de alteração na expressão da personalidade. O critério 3, por exemplo, descreve um comportamento muito comum em pacientes com instabilidade do humor e ciclagem rápida entre depressão e hipomanias, em que a imagem sobre si mesmo e a autoestima podem ficar profundamente perturbados. É esperado que um paciente que oscile bastante o humor não defina uma consciência de personalidade e autoimagem estáveis. O critério número 4 é claramente um sintoma do polo maníaco e, assim como descrito anteriormente, acontece na maioria dos portadores de TB. O critério número 5 também descreve comportamentos comuns em pacientes bipolares instáveis (automutilações e gestos suicidas). O critério 6 descreve a presença de instabilidade do humor devido a uma intensa reatividade ambiental, característica comum a episódios depressivos no TB II e em portadores de ciclagem rápida. O que está descrito no item 7 (sentimentos de vazio crônico) pode ocorrer com frequência em pacientes bipolares com sintomas depressivos leves e crônicos, que relatam a sensação de não se sentirem completos e se verem infelizes há muitos anos e que, sem conseguirem identificar que se trata de um sintoma depressivo, acabam acreditando que sofrem de um vazio existencial. E, por último, o item 8 descreve comportamentos muito comuns nas hipomanias mistas que são expressões de raiva, ódio, hostilidade e agressividade, devido à presença de humor elevado misto.

O **transtorno de personalidade *borderline*** é um quadro que começa a se apresentar no começo da adolescência e se estabelece na vida adulta. Se caracteriza por um padrão instável de relacionamentos afetivos nos quais o portador apresenta uma dificuldade no estabelecimento do vínculo com o outro, realizando-o ou de maneira muito tênue (desconfia e evita por medo de confiar demais), ou de uma maneira muito intensa (se apega de maneira patológica, a ponto de muitas vezes ser vítima de situações de humilhação e desvalorização por parte do outro). Normalmente existe uma dificuldade extrema de se vincular, mas depois de feito um vínculo inicial este evolui de maneira muito exagerada, quase sempre baseada muito mais no medo do abandono e de sentir sozinho do que em um afeto real e compartilhado pelos dois envolvidos. Vários filmes, como o clássico *"Atração Fatal"* estrelado por Michael Douglas e Glenn Close, descrevem de maneira bem clara uma paciente com transtorno borderline que, após se envolver com um homem casado, desenvolve uma relação de apego e obsessão, lançando mão de várias atitudes desesperadas a fim de evitar que ele a abandone.

TABELA 3.5 – TRANSTORNO DE PERSONALIDADE BORDERLINE
(1) Esforços frenéticos e desesperados no sentido de evitar um abandono real ou imaginário;
(2) Padrão de relacionamentos interpessoais instáveis e intensos, caracterizado pela alternância entre extremos de idealização e desvalorização do outro, além da dificuldade de fazer vínculo e confiar;
(3) Instabilidade acentuada e persistente da autoimagem ou da percepção de si mesmo;
(4) Impulsividade em pelo menos duas áreas potencialmente autodestrutivas (gastos, sexo, abuso de substância, direção irresponsável, compulsão alimentar);
(5) Recorrência de comportamento, gestos ou ameaças suicidas ou de comportamento automutilante;
(6) Instabilidade afetiva devida a uma acentuada reatividade do humor (disforia episódica, irritabilidade ou ansiedade intensa com duração geralmente de poucas horas e apenas raramente de mais de alguns dias);
(7) Sentimentos crônicos de vazio;
(8) Raiva intensa e inapropriada ou dificuldade em controlá-la (demonstrações frequentes de irritação, raiva constante, brigas físicas recorrentes);
(9) Ideação paranoide transitória associada a estresse ou sintomas dissociativos intensos.

G) TRANSTORNO CICLOTÍMICO (CICLOTIMIA)

O **transtorno ciclotímico** é um quadro de difícil diagnóstico porque a intensidade dos sintomas é bastante leve, de forma que em nenhum momento o paciente apresenta episódios de hipomania ou de depressão e, desta maneira, a maioria dos portadores consegue se manter funcional, com as atividades e relações de vida mantidas, apesar da continuidade de oscilações. Os sintomas ocorrem em continuidade com o *self* do indivíduo, isto é, se misturam com a personalidade. Geralmente se iniciam na infância ou adolescência, produzindo, por isso, muitas confusões diagnósticas com transtornos de personalidade. As variações no humor e de energia podem produzir algum impacto na qualidade de vida, na autoestima e nas relações interpessoais; entretanto, o paciente não percebe a oscilação do humor propriamente dita, e muitas vezes se atém apenas às consequências das oscilações no seu comportamento. Dessa maneira, as queixas clínicas costumam girar em torno de problemas em relações interpessoais, sem que se identifique que muitas destas dificuldades vêm de oscilações de humor.

São características clínicas marcantes de portadores de ciclotimia: **variações leves de humor no mesmo dia**: manhãs com lentificação e torpor, baixa produção verbal (mais calados) e baixa autoestima, alternando com noites de maior excitação, comportamento mais falante e com maior grau de confiança em si mesmo e bem-estar. Outra característica do transtorno é a **hipersensibilidade aos estímulos ambientais**: estímulos positivos os deixam rapidamente alegres, entusiasmados, dinâmicos e com iniciativa, ao passo que estímulos negativos os tornam estressados, fadigados, angustiados e preocupados. Além disso, também apresentam **instabilidade nas relações interpessoais**: quando predominam sintomas hipomaníacos, procuram por relações afetivas e interpessoais, querem namorar e tratam bem os seus parceiros, e no polo depressivo ou misto (disfóricos), eles tendem a se isolar, terminar relações, se cansar do outro e ficar sozinhos. É comum uma contínua sucessão de relacionamentos de curta duração, porém intensos, além de relações que são muitas vezes construídas de forma impulsiva.

Trata-se de um transtorno normalmente subdiagnosticado, pois os sintomas depressivos normalmente são leves e acabam sendo atribuídos a momentos negativos da vida, e os sintomas hipomaníacos ou são atribuídos à personalidade de base (o paciente diz ser muito intenso e viver nos extremos) ou são justificados pelos pacientes como tendo ocorrido em momentos de elevada autoestima ou bem-estar. Os **sintomas depressivos** mais comuns são leves e geralmente muito acoplados à personalidade, como baixa autoestima, insegurança, dependência, alta sensibilidade à rejeição, desespero, angústia, fadiga e características atípicas de depressão (cansaço, apatia, excesso de sono e excesso de apetite). Quando eventualmente os sintomas depressivos são mistos, estes podem cursar com pensamentos suicidas, automutilação e ansiedade.

Ciclotímicos não apresentam humor visivelmente deprimido (melancólico), lentificação psicomotora intensa ou sintomas psicóticos. Os **sintomas hipomaníacos** podem ser puros como bem-estar, otimismo, confiança exagerada e altivez, mas geralmente são mistos e cursam com irritabilidade, aumento de impulsividade e comportamentos de risco. Ciclotímicos não apresentam características como humor eufórico ou grandioso, aumento exagerado de energia, ativação psicomotora intensa e sintomas psicóticos. A tabela 3.6 mostra como os sintomas depressivos e hipomaníacos se apresentam nos ciclotímicos.

TABELA 3.6 – SINTOMAS DEPRESSIVOS E HIPOMANÍACOS NO TRANSTORNO CICLOTÍMICO
(1) Minha habilidade de pensar varia entre muito boa e muito ruim, sem nenhuma razão aparente
(2) Eu constantemente mudo de animado a sem nenhum ânimo
(3) Eu tenho mudanças repentinas no meu humor e nos níveis de energia
(4) A forma como eu vejo as coisas às vezes é vívida, mas em outras é sem vida
(5) Meu humor sempre muda sem nenhuma razão
(6) Eu oscilo entre ser extrovertido e introvertido com as pessoas
(7) Meu humor e energia estão sempre altos ou baixos, nunca no meio termo
(8) Eu oscilo entre me sentir confiante e inseguro comigo mesmo
(9) Minha necessidade de sono varia entre poucas horas de sono a mais de nove horas de sono por dia
(10) Às vezes eu vou me deitar me sentindo bem e acordo pela manhã sentindo como se a vida não valesse a pena
(11) Eu oscilo entre gostar muito de uma pessoa e depois perder totalmente o interesse nela
(12) Eu às vezes me sinto feliz e triste ao mesmo tempo

Ciclotímicos procuram por atendimento psiquiátrico principalmente por causa de outros problemas que consideram clinicamente relevantes, e **não** pelas oscilações de humor que são frequentemente **egossintônicas**, isto é, o indivíduo se acostuma a elas e as considerada parte da própria personalidade. São transtornos comumente associados à ciclotimia: ansiedade (transtorno de pânico e fobia social), Transtorno Obsessivo-Compulsivo (TOC), Transtorno de Déficit de Atenção e Hiperatividade (TDAH), transtornos do déficit de controle do impulso como jogo patológico, parafilias, sexo compulsivo, comer compulsivo, compra compulsiva, uso abusivo e dependência de drogas e dependência de internet.

H) OUTROS TRANSTORNOS BIPOLARES

Quando há um histórico de depressão crônica ou recorrente e com sintomas limítrofes de hipomania, ou seja, sintomas que não atendem aos critérios DSM-5 para um episódio hipomaníaco completo, o médico muitas vezes é confrontado com um dilema: saber se a doença é de natureza bipolar ou não. Pacientes com características clínicas de transtorno bipolar, mas que não preenchem os critérios para o diagnóstico de TB I ou TB II, podem ser diagnosticados em uma categoria que nos manuais diagnósticos se chama "Outros Transtornos Bipolares e Doenças Relacionadas", antigamente denominada Transtorno Bipolar Sem Outra Especificação (TB SOE). É uma categoria descrita no DSM-5 como qualquer transtorno do humor com características ou marcadores de bipolaridade que não atendem aos critérios de qualquer TB específico ou em que as informações sobre os sintomas de bipolaridade são insuficientes para um diagnóstico mais bem estabelecido, como o de TB I e TB II. Alguns autores e pesquisadores têm chamado essa categoria de "**bipolaridade silenciosa**".

Abaixo alguns exemplos de apresentações clínicas que corresponderiam a esta entidade clínica (Figura 3.17):

1) Episódios hipomaníacos recorrentes e sem sintomas ou episódios depressivos em nenhum momento da vida;

2) Episódios depressivos maiores, recorrentes e intercalados com episódios hipomaníacos de curta duração (menor que quatro dias);

3) Episódios depressivos maiores, recorrentes e intercalados com sintomas hipomaníacos que **não chegam a preencher o critério de episódio de hipomania;**

4) Ciclotimia que ainda não preencheu o critério de pelo menos dois anos de duração;

5) Episódios depressivos maiores e recorrentes em que nunca foram observados sintomas, ou episódios de hipomania, mas com preditores de bipolaridade (histórico familiar positivo de suicídio, bipolaridade ou uso de substâncias químicas; início precoce da depressão; depressões predominantemente atípicas ou anérgicas; depressões predominantemente psicóticas; depressões predominantemente sazonais; depressões predominantemente mistas).

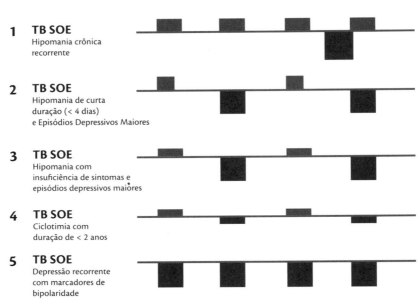

Figura 3.17 – Outros transtornos bipolares e doenças relacionadas (TB SOE – Transtorno Bipolar Sem Outra Especificação).

Ainda não existe um consenso quanto às características definidoras do que é comumente referido como um **transtorno do espectro bipolar** e o que se refere ao espectro unipolar. No entanto, vários pesquisadores vêm propondo a ampliação dos critérios diagnósticos atuais para incluir formas mais suaves de doença bipolar em que não sejam necessariamente observados sintomas do polo maníaco claros, mas que o curso da doença (cronicidade e recorrência) e algumas características clínicas e epidemiológicas se assemelhem aos de uma doença bipolar. Pesquisas têm mostrado que pacientes portadores de TB I, TB II e TB SOE possuem uma média de idade de início da depressão significativamente menor do que pacientes com TDM, além de uma incidência significativamente maior de doença bipolar em parentes de primeiro grau terem sido encontradas em todos os grupos de TB (30%) em comparação com pacientes com TDM (10%). Nas pesquisas, pacientes com TB I apresentam uma taxa significativamente maior de tentativas de suicídio (42%) em comparação com pacientes do espectro bipolar (TB SOE) (17%) e pacientes com TDM recorrente (16%). Esses achados sugerem que talvez a melhor maneira de identificar os pacientes deprimidos que pertencem ao espectro bipolar seja por meio de dados epidemiológicos e de informações sobre o curso da doença, pois os sintomas hipomaníacos podem ser sub diagnosticados principalmente nas formas mais leves.

I) TRANSTORNO BIPOLAR ASSOCIADO A UMA CONDIÇÃO MÉDICA

Qualquer doença física que curse com alterações em áreas cerebrais relacionadas ao humor, energia, impulsos e pensamentos podem, em última análise, produzir sintomas da síndrome maníaca ou hipomaníaca. Normalmente o TB associado a uma condição médica (também chamado de TB orgânico) possui uma forma de apresentação diferente do TB primário ou psiquiátrico (TB que se origina de uma desregulação do próprio cérebro). Geralmente não há histórico familiar de transtorno bipolar e o início dos sintomas não obedecem à idade de início normalmente esperada para um TB primariamente psiquiátrico. Além disso, a apresentação clínica pode não ser episódica e com sintomas compondo a síndrome completa, mas com poucos sintomas e com curso pouco previsível.

Não existem estatísticas exatas de quais e com que frequência algumas doenças clínicas podem cursar com sintomas ou com episódios de mania ou hipomania, mas sabe-se que hipertireoidismo, traumatismo cranioencefálico (geralmente na região do lobo temporal e órbitofrontal direito), Acidente Vascular Cerebral (AVC) ou Encefálico (AVE), Doença de Cushing (doença relativa ao excesso de cortisol no organismo) e doenças neurológicas (epilepsia, esclerose múltipla e demências) estão entre as doenças mais bem conhecidas (Tabela 3.7).

TABELA 3.7 – TRANSTORNO BIPOLAR ASSOCIADO A OUTRAS DOENÇAS MÉDICAS
(1) Hipertireoidismo;
(2) Traumatismo cranioencefálico (TCE);
(3) Acidente Vascular Encefálico (AVC);
(4) Doença de Cushing (hipercortisolismo);
(5) Esclerose múltipla;
(6) Esclerose Lateral Amiotrófica;
(7) Demência na Doença de Alzheimer;

TABELA 3.7 – TRANSTORNO BIPOLAR ASSOCIADO A OUTRAS DOENÇAS MÉDICAS
(8) Demência vascular;
(9) Demência de Pick (frontotemporal);
(10) Demência associada ao HIV;
(11) Doença de corpúsculos de Lewy;
(12) Doença de Huntington;
(13) Epilepsia.

J) TRANSTORNO BIPOLAR INDUZIDO POR SUSBTÂNCIAS

Várias substâncias também são capazes de promover a estimulação do sistema nervoso central, levando assim ao aparecimento de um quadro maníaco ou hipomaníaco induzido, completo ou parcial (apenas alguns sintomas). Um exemplo clássico de substância euforizante é o álcool, e alguns indivíduos predispostos apresentam sintomas clássicos de mania quando bebem, como falar demais, desinibição, humor eufórico, aumento de impulsividade para gastos, sexo e outras esferas, ativação e redução da necessidade de sono. Substâncias estimulantes do sistema nervoso central como cocaína, anfetaminas e os alucinógenos também podem gerar um quadro maníaco induzido com ativação, aceleração de pensamentos, aumento de energia e ativação noturna. O humor pode não estar polarizado para euforia, mas pode se tornar grandioso e expansivo. O uso de esteroides anabolizantes derivados da testosterona também pode induzir o aumento de energia, aumento de impulsividade, humor disfórico e agressividade. Entre os medicamentos, os corticoides são os mais classicamente associados a sintomas ou episódios de mania e hipomania, mas drogas estimulantes à base de dopamina (levodopa e bromocriptina) também podem estar associadas a estes sintomas (Tabela 3.8).

É importante lembrar que embora o uso de substâncias possa ser uma comorbidade do transtorno bipolar, muitas vezes ele pode ser um sintoma de aumento da impulsividade oriunda do próprio transtorno. Em pacientes dependentes químicos que exibem sintomas maníacos clássicos, muitas vezes é difícil estabelecer se o sintoma maníaco decorre da substância ou de um transtorno bipolar subjacente. Sempre que possível é recomendado que o paciente fique abstinente das substâncias químicas para que seja identificado se os sintomas eram produzidos pela substância ou por transtorno bipolar propriamente dito. O efeito de substâncias como cocaína, crack, anfetaminas e outros estimulantes como os alucinógenos geralmente não persistem por mais de 48 horas após o uso da substância. Qualquer paciente que continuar exibindo sintomas de mania após este período de abstinência precisa receber o diagnóstico de transtorno bipolar e tratamento adequado para tal porque, provavelmente, a substância química atuou no sentido de ativar genes silenciosos e acordar uma doença bipolar que estava apenas no campo da vulnerabilidade.

TABELA 3.8 – TRANSTORNO BIPOLAR INDUZIDO POR SUBSTÂNCIAS
(1) Álcool;
(2) Anfetaminas;
(3) Cocaína e crack;
(4) Alucinógenos: LSD, Mescalina, Ecstasy, Ayahuasca (chá do Santo Daime), Fenciclidina (pó de anjo);
(5) Corticoides;
(6) Testosterona e derivados;
(7) Interferon (tratamento de hepatite e doenças autoimunes);
(8) Vareniclina (tratamento do tabagismo);
(9) Levodopa (tratamento do Parkinson);
(10) Isoniazida (tratamento da tuberculose);
(11) Claritromicina (antibiótico);
(12) Ciprofloxacina (antibiótico);

L) CONCLUSÕES

Os subtipos do transtorno do espectro bipolar, embora se assemelhem entre si por serem transtornos do humor altamente recorrentes, de início precoce e com história familiar positiva, apresentam diferenças importantes quanto aos sintomas apresentados, duração e evolução. Na Tabela 3.9 há um quadro comparativo sobre as características dos principais transtornos bipolares:

TABELA 3.9 – CARACTERÍSTICAS CLÍNICAS DOS PRINCIPAIS TRANSTORNOS BIPOLARES

	Transtorno bipolar Tipo i	Transtorno bipolar Tipo ii	Ciclotimia	Outros Transtornos bipolares
Episódios de humor	Episódios de mania (com ou sem episódios de depressão associados)	Episódios de hipomania + Episódios de depressão	Sintomas hipomaníacos + sintomas depressivos	Episódios depressivos recorrentes com hipomanias subsindrômicas ou marcadores de bipolaridade
Prevalência na população	1%	5%	2%	2%
Idade média de início	15 anos	25 anos	?	?
Sexo	Igual para homens e mulheres (homens mais que mulheres quando apenas episódios de mania)	Mulheres mais que homens	Mulheres mais que homens	Mulheres mais que homens
Curso	Fásico (episódios bem delimitados)	Fásico ou contínuo (variável)	Contínuo	Contínuo
Risco de suicídio	15%	15%	?	?
Sintomas psicóticos	Sim ou não	Não	Não	Não
Número de episódios ao longo da vida	10 episódios depressivos	6 episódios depressivos	-	?
Ciclagem rápida	13%	30%	-	-
Comorbidade com transtorno de personalidade	7%	15%	?	?

Angst *et al*, 2003; Bega *et al*, 2012; Moreno *et al*, 2012

REFERÊNCIAS

ANGST, J. *et al.* The epidemiology of common mental disorders from age 20 to 50: results from the prospective Zurich cohort Study. *Epidemiology and psychiatric sciences*, v. 25, n. 1, p. 24-32, 2016.

BADER, C. D.; Dunner, D. L. Bipolar disorder not otherwise specified in relation to the bipolar spectrum. *Bipolar Disorders*, v. 9, n. 8, p. 860-867, 2007.

BEGA, S. *et al.* Differentiating between Bipolar Disorder types I and II: results from the National Epidemiologic Survey on Alcohol and Related Conditions (NESARC). *Journal of Affective Disorders*, v. 138, n. 1-2, p. 46-53, 2012.

CARVALHO, A. F. *et al.* Screening for bipolar spectrum disorders: A comprehensive meta-analysis of accuracy studies. *Journal of Affective Disorders*, v. 172, p. 337-346, 2015.

FRITZ, K. *et al.* Is a delay in the diagnosis of bipolar disorder inevitable? *Bipolar disorders*, v. 19, n. 5, p. 396-400, 2017.

JANIRI, D. *et al.* Who`s the Leader, Mania or Depression? Predominant Polarity and Alcohol/Polysubstance Use in Bipolar Disorders. *Current Neuropharmacology*, v. 15, n. 3, p. 409-416, 2017.

KESSING, L. V. *et al.* Rate and predictors of conversion from unipolar to bipolar disorder: A systematic review and meta-analysis. *Bipolar Disorder*, v. 19, n. 5, p. 324-335, 2017.

KUMAR, M. *et al.* The Mood Spectrum and Temperamental Instability in Unipolar and Bipolar Disorder. *Indian journal of psychological medicine*, v. 39, n. 3, p. 336-341, 2017.

MALHI, G. S. *et al.* Are manic symptoms that 'dip' into depression the essence of mixed features? *Journal of affective disorders*, v. 192, p. 104-108, 2016.

MASODKAR, K. *et al.* Bipolar II Disorder Masked by Substance Use. *Primary Care Companion for CNS Disorders*, v. 18, n. 1, 2016.

MCINTYRE, R. S. Subthreshold hypomania affects half of patients with bipolar disorder presenting with depressive symptoms. *Evidence-Based Mental Health*, 20:e14, 2017.

PARKER, G. *et al.* Clinical status of comorbid bipolar disorder and borderline personality disorder. *British Journal of Psychiatry*, v. 209, n. 3, p. 209-215, 2016.

ROSEMBLAT, J. D.; MCINTYRE, R. S. Treatment recommendations for DSM-5-defined mixed features. *CNS Spectrums*, v. 22, n. 2, p. 147-154, 2017.

SAYURIYAMAGATA, A. *et al.* Medical comorbidity in bipolar disorder: The link with metabolic-inflammatory systems. *Journal of Affective Disorders*, v. 211, p. 99-106, 2017.

SHIM, I. H. *et al.* Prevalence rates and clinical implications of bipolar disorder "with mixed features" as defined by DSM-5. *Journal of affective disorders*, v. 173, p. 120-125, 2015.

SOEHNER, A. M. *et al.* You'll feel better in the morning: slow wave activity and overnight mood regulation in interepisode bipolar disorder. *Psychological Medicine*, v. 48, n. 2, p. 1-12, 2017.

SOLÉ, B. *et al.* Thinking ahead: Executive dysfunction in bipolar disorder. *European Neuropsychopharmacology*, v. 26, n. 8, p. 1348-1349, 2016.

STAHL, S. M. *et al.* Guidelines for the recognition and management of mixed depression. *CNS Spectrums*, v. 22, n. 2, p. 203-219, 2017.

SUBRAMANIAPILLAI, M. *et al.* Inflammation: opportunities for treatment stratification among individuals diagnosed with mood disorders. *Dialogues in Clinical Neuroscience,* v. 19, n. 1, p. 27-36, 2017.

TONDO, L. et al. Depression and Mania in Bipolar Disorder. *Current Neuropharmacology*, v. 15, n. 3, p. 353-358, 2016.

CAPÍTULO 4

Tratamento dos transtornos depressivos

A psiquiatria, seguindo a mesma tendência de outras áreas da medicina, tem cada vez mais submetido seus tratamentos e condutas ao crivo da Medicina Baseada em Evidências (MBE). Durante muito tempo, a psiquiatria e suas condutas terapêuticas não eram padronizadas, e cada psiquiatra adotava tratamentos baseados em sua própria experiência clínica e nas tendências de tratamento tradicionais de cada localidade de formação. Hoje esse tipo de postura é inaceitável, pois todo e qualquer tratamento proposto (medicamentoso ou psicoterápico) precisa ter sido devidamente avaliado por pesquisas científicas que tenham demonstrado sua eficácia (e que tenham, portanto, comprovado que o tratamento é melhor do que a ausência de tratamento), segurança (não colocará em risco a vida do paciente) e bem tolerado (a adoção do tratamento causa menos sofrimento e mal-estar do que a não adoção).

Ainda existe muita resistência por parte de alguns psiquiatras de gerações anteriores a aderirem a condutas baseadas em **evidência científica**, muito por conta da ideia de que a psiquiatria é uma ciência subjetiva que mistura muitos elementos psicológicos e psicossociais e que, por isso, não poderia ser objetivada em condutas padronizadas. Entretanto, apesar de a psiquiatria — bem mais do que as outras áreas da medicina — apresentar uma interface grande com fatores ambientais e psicológicos que precipitem ou mantenham certos quadros patológicos, não podemos perder de vista que os transtornos psiquiátricos são síndromes bem definidas e que, portanto, atuam em padrões estáveis do adoecer, que também são mais ou menos estáveis em todos os lugares do mundo, independente de raça, condição socioeconômica ou religião. É muito importante que o bom psiquiatra consiga separar aquilo que é sintoma de fatores que são condições psicológicas e ambientais que agravam ou atenuam os mesmos. Dessa maneira, é perfeitamente compreensível que as doenças em psiquiatria não se diferenciam em nada de outras doenças em medicina e cujos tratamentos possam também ser avaliados pelo método científico, com o objetivo de esclarecer quais tratamento são realmente eficazes, seguros e bem tolerados.

Tudo isso é muito importante porque, em nossa área, ainda existem muitos tratamentos que não funcionam, mas que continuam sendo utilizados porque parecem apresentar alguma eficácia, muitas vezes porque se valem do **efeito placebo** e da **história natural da doença**, elementos que podem fazer um tratamento parecer funcionar quando na verdade ele não funciona. O efeito placebo é um efeito de melhora em uma condição médica que não se deve ao efeito terapêutico de um medicamento ou técnica. Estima-se que cerca de 20% da melhora em qualquer tratamento se deva a vários outros fatores que não o efeito terapêutico em si, mas ao efeito placebo, que pode ser: crença psicológica (melhora que ocorre apenas pelo fato de a pessoa acredita estar em um tratamento médico); medidas comportamentais que melhoram a doença (por exemplo, a pessoa que inicia um tratamento também passa a comer e a dormir melhor e melhora por conta disso e não pelo tratamento em si); mecanismos do organismo que atenuam as condições da doença mas que não estão diretamente relacionados ao tratamento (por exemplo, algumas doenças tem uma evolução esperada de melhora e piora ao longo do tempo, e muitas vezes isso ocorre porque a doença iria remitir espontaneamente, e não por conta do efeito do tratamento).

A utilização do método científico em tratamentos médicos é muito importante porque não basta uma pessoa utilizar uma técnica para tratamento da depressão (exemplo: comer chocolates, fazer yoga, assistir filmes de comédia) e inferir que aquela técnica funciona porque funcionou com ela. Assim como as doenças em outros órgãos, o paciente precisa ter sempre em mente que a doença psiquiátrica ocorre no cérebro, apesar de se expressar essencialmente no comportamento, e que um quadro de inflamação no sistema nervoso pode, ao longo do tempo, ou fazer com que a doença fique persistente e se cronifique, ou pode trazer sequelas cognitivas e até aumentar o risco de quadros demenciais.

Para um tratamento ser considerado realmente eficaz é esperado que seja submetido a estudos de boa qualidade. Os estudos mais confiáveis em termos de tratamento são os **ensaios clínicos**, que são estudos em que as drogas são dadas experimentalmente em uma amostra da população geral que é dividida em dois grupos: um grupo que vai receber o medicamento com o princípio ativo verdadeiro e um grupo que vai receber o medicamento sem princípio ativo. Em boas pesquisas os participantes não sabem a que grupo de tratamento pertencem, e a resposta do grupo ativo precisa ser maior do que a do grupo controle, inclusive em termos estatísticos. Além disso, um estudo para ser considerado de boa qualidade precisa ser **duplo-cego**, e isso quer dizer que tanto os pesquisadores quanto o paciente que recebem a intervenção não sabem o que vão receber. Isso porque ter conhecimento desses dados do procedimento pode influenciar o resultado da pesquisa.

A) TRATAMENTO DO TRANSTORNO DEPRESSIVO MAIOR

Existem hoje diretrizes de tratamento que podem ser acessadas por profissionais e pacientes por meio dos bancos de pesquisa, e que sintetizam quais tratamentos medicamentosos e psicoterápicos foram devidamente avaliados e se funcionam ou não. Recomendamos que sempre que algum tratamento seja recomendado, o paciente tenha acesso a estas informações e que possa discutir com seu médico os motivos pelos quais os tratamentos foram sugeridos. As últimas diretrizes publicadas sobre tratamento dos transtornos depressivos são:

- ◆ Canadian Network for Mood and Anxiety Treatments (CANMAT) — Clinical Guidelines for the Management of Adults with Major Depressive Disorder (2016);
- ◆ Royal Australian and New Zealand College of Psychiatrists clinical practice guidelines for mood disorders (2015);
- ◆ World Federation of Societies of Biological Psychiatry (WFSBP) — Guidelines for Biological Treatment of Unipolar Depressive Disorders (2013).

O tratamento da depressão geralmente apresenta duas fases (Figura 4.1):

▶ *Fase aguda*: compreende o período de introdução do antidepressivo e o ajuste da dose a cada duas semanas, objetivando a remissão completa dos sintomas da depressão.

▶ **Fase de continuação**: quando o paciente, já sem sintomas depressivos, deve permanecer de nove a doze meses em uso do antidepressivo, com o objetivo de sustentar a remissão antes de retirar o medicamento e de evitar recaídas depressivas.

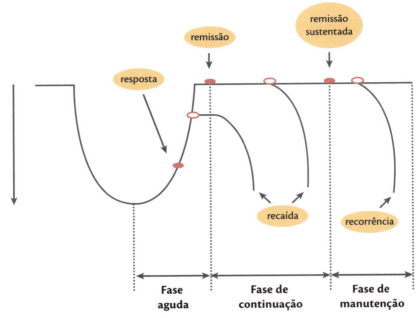

Figura 4.1 – Fase do tratamento da depressão: 1) Fase aguda: objetivo é a remissão completa; 2) Fase de continuação: objetivo é sustentar a remissão por 1 ano após a remissão; 3) Fase de manutenção: objetivo é prevenir a recorrência de novos episódios depressivos futuros (recomendada apenas para alguns casos específicos de depressão).

A **fase aguda** do tratamento da depressão é um dos momentos mais delicados de todo o processo. É importante que o paciente esteja ciente já na primeira consulta que o antidepressivo deverá ser ajustado progressivamente até que todos os sintomas da depressão desapareçam. Muitos pacientes ainda enxergam o tratamento medicamentoso da depressão com preconceito e ressalvas. Existe medo de que o antidepressivo cause vício, alterações de comportamento ou mesmo que deixe o paciente sedado e com aparência de estar sob efeito de medicamentos. É importante que o paciente saiba que nenhum antidepressivo vicia e nenhum tratamento visa deixar o paciente sedado ou estranho, e que se isso acontecer é porque alguma coisa está errada ou porque o tratamento ainda está em fase de ajustes. O esperado é que o paciente utilize o medicamento no dia a dia e que não sinta efeitos negativos do mesmo, apenas os efeitos positivos. Nas primeiras semanas do tratamento é esperado que ocorram efeitos colaterais indesejáveis, mas que precisam ser enfrentados, visto que em sua maioria são transitórios e desaparecem. Quando o efeito colateral persiste e atrapalha demasiadamente a vida do paciente, é recomendado que o medicamento seja prontamente substituído.

As primeiras duas semanas do tratamento antidepressivo são cruciais na decisão por manter, ajustar ou trocar por outro medicamento. É esperado que o paciente note alguma melhora (mesmo que mínima) já nas primeiras duas semanas do tratamento. Caso isso não ocorra, é possível que o antidepressivo precise trocado por outro, visto que pesquisas recentes demonstram que a ausência de resposta precoce é um forte preditor de que o paciente não remitirá da depressão com aquele medicamento. Antigamente se esperava de três a quatro semanas para avaliar uma resposta parcial ao tratamento — porém, com essas pesquisas, existe a recomendação para que nenhum tratamento antidepressivo seja continuado quando a resposta inicial das duas primeiras semanas for nula. Se o medicamento demonstra uma resposta satisfatória, esse fato é sugestivo de bom prognóstico e espera-se que o ajuste do antidepressivo também seja rápido (a cada duas semanas), com o objetivo de obter a remissão o mais rápido possível, tanto por conta do sofrimento que a depressão impõe ao paciente quanto pelo fato de que, quanto mais tempo o paciente permanecer em depressão, maior a inflamação do sistema nervoso e maior o risco de resistência ao tratamento.

Na fase aguda é importante sempre avaliar por meio de exames laboratoriais e outros métodos diagnósticos (se for o caso) a presença ou não de outras doenças físicas que cursam com síndrome depressiva, e que possam justificar em parte os sintomas ou a precipitação de depressão. Dessa maneira, é importante que todo paciente realize no início do tratamento exames de hemograma, eletrólitos (sódio, potássio, cálcio, magnésio e fósforo), função renal (ureia e creatinina), função hepática (TGO, TGP, gama GT e fosfatase alcalina), função tireoidiana (TSH e T4 livre), função das paratireoides (paratormônio) e glicemia de jejum. Se alguma glândula ou órgão não estiver funcionando adequadamente, este deve ser tratado ou estabilizado, pois este pode ser um fator de resistência ao tratamento da depressão.

Todo paciente que inicia o tratamento de depressão precisa também estar ciente de que apenas 30% dos doentes vão apresentar uma resposta completamente satisfatória ao tratamento com o primeiro antidepressivo utilizado. Isso significa que, para a maioria dos pacientes, o primeiro tratamento não será eficaz e o medicamento deverá ser trocado por um outro. Este é um aspecto delicado e que precisa ser de conhecimento de todos os pacientes porque, muitas vezes, os pacientes deprimidos vão perdendo as esperanças quando percebem que o tratamento não está funcionando (pelo menos de início) e que novos tratamentos tenham que ser tentados. Muitos abandonam por um tempo o tratamento por descrença nos tratamentos medicamentosos. Isso agrava a doença e posterga a melhora, e muitas vezes essa decisão de parar o tratamento mistura sintomas da doença (pessimismo e desesperança) com fatores de personalidade (baixa persistência). Existe também uma falta de apoio por parte de familiares ou amigos que, por desconhecimento, enxergam o tratamento medicamentoso da depressão com maus olhos. É comum a população geral ainda acreditar que, mesmo em casos graves de depressão, medidas comportamentais como mudança de emprego, sair de férias ou viajar possam ser suficientes para melhorar o humor do indivíduo deprimido. Além disso, também observamos que muitas crenças religiosas invalidam a depressão como doença cerebral e reforçam a ideia de que fatores espirituais e energéticos são a causa exclusiva do humor deprimido, e que, se mostrando em um momento vulnerável e necessitados de alívio do sofrimento, muitos doentes acabam ficando à mercê de concepções equivocadas acerca dos transtornos psiquiátricos.

A **fase de continuação** do tratamento da depressão é o período em que o paciente deve ser orientado a manter o antidepressivo na mesma dose e posologia que utilizou o remédio para obter a remissão da doença, principalmente para evitar recaídas. Apesar dessas orientações expressas, é muito comum uma boa parte dos pacientes pararem o tratamento neste momento. O paciente por vezes acredita que a doença está tratada e que não vai acontecer nada se ele interromper o uso do remédio. Além disso, nem sempre o retorno da depressão vai acontecer imediatamente após o paciente parar o remédio —pode demorar até seis meses até que os sintomas voltem. Alguns pacientes interrompem o tratamento nesta fase devido a alguns efeitos colaterais que eles conseguiam suportar enquanto estavam deprimidos, mas que agora, sem a depressão, começam a achar inaceitáveis, como por exemplo a falta de libido (principal motivo de descontinuação do antidepressivo por homens) e o ganho de peso (principal motivo de descontinuação do antidepressivo por mulheres).

A maior parte dos pacientes pode se curar da depressão apenas com o tratamento inicial e poderão interromper o tratamento após cerca de um ano de utilização do medicamento. Entretanto, alguns pacientes precisarão manter o medicamento por um período maior de tempo, que pode ser desde dois anos até ao longo da vida toda. A fase de **manutenção ou profilática** só será recomendada a alguns pacientes cujo curso da depressão demonstrem que se trata de quadros depressivos mais graves e com maior propensão à recidiva da doença. Recomenda-se, após 1 ano de fase de continuação, que o tratamento seja postergado por:

▶ **Um ano extra de tratamento**: casos de depressão recorrente (três ou mais episódios de depressão ao longo da vida); episódios prévios graves (sintomas psicóticos, tentativas de suicídio, necessidade de internação ou grave prejuízo funcional); episódios depressivos cronificados (sem remissão completa mesmo após adequado ajuste de doses); comorbidade clínica ou psiquiátrica grave associada.

▶ **Cinco anos extras de tratamento, ou pela vida toda:** Duas ou três tentativas para retirar medicação culminaram em novos episódios depressivos dentro de um ano.

É importante que fique claro que nem todos os episódios depressivos necessitam de tratamento farmacológico (antidepressivos). Estudos populacionais estimam que a maior parte dos episódios depressivos apresentados pelas pessoas são leves e remitem espontaneamente sem nenhum tratamento. Por isso a maioria dos doentes não precisará de tratamento médicos. Muitos episódios depressivos leves melhoram apenas com mudança de estilo de vida, correção do padrão de sono ou espontaneamente com o tempo. **Episódios depressivos leves** são aqueles em que os pacientes conseguem manter a funcionalidade mesmo sentindo que o humor, a energia e a vontade/impulsos não são os mesmos. Relatam que o humor está para baixo, mas não intensos a ponto de chorarem sem motivo ou terem ideias de morte ou suicídio. Relatam que o humor melhora com alguns estímulos positivos, mas volta a cair depois (reatividade do humor). A capacidade de sentir prazer está reduzida, mas não totalmente ausente. Os impulsos e a vontade estão reduzidos, faz as coisas, mas sem vontade. Pode ocorrer melhora ocasional da iniciativa, mas volta a piorar depois. Notam redução nos níveis de energia, mas conseguem ter força física para a realização de atividades mínimas e obrigatórias. Sono e apetite se alteram, mas não todos os dias. Diretrizes internacionais de tratamento recomendam que em episódios depressivos leves algumas condutas são possíveis:

- ▶ Indicação de psicoterapia com evidência científica comprovada;
- ▶ Psicoeducação: educação do doente sobre os sintomas e a doença e aguardar a evolução;
- ▶ Espera vigilante (aproximadamente duas semanas): aguardar a evolução do quadro;
- ▶ Uso de antidepressivos:
  - ◆ História prévia de depressão moderada ou grave;
  - ◆ Sintomas depressivos leves já estavam presentes antes do episódio depressivo atual se instalar completamente;
  - ◆ Sintomas depressivos persistem mesmo após as intervenções iniciais, como psicoterapia, psicoeducação ou espera vigilante.

Em **episódios depressivos moderados ou graves** as diretrizes internacionais de tratamento são bem claras e o tratamento medicamentoso é sempre recomendado. A psicoterapia pode ser utilizada desse o início do tratamento medicamentoso ou ao longo do tratamento, mas não é obrigatoriamente recomendada. Episódios depressivos graves são aqueles em que o doente está visivelmente deprimido e com incapacidade de desempenhar todas ou quase todas suas atividades de vida diárias. Quando ocorrem tentativas de suicídio, sintomas psicóticos ou necessidade de internação os episódios depressivos também são classificados como graves, independentemente dos outros sintomas.

Episódios depressivos moderados são aqueles em que os pacientes não estão gravemente doentes, mas já não conseguem manter a funcionalidade e que, por isso, faltam ao trabalho, deixam de interagir com outras pessoas e deixam de realizar atividades prazerosas. O humor está para baixo de forma persistente, podendo inclusive serem observadas ideias de morte ou suicídio. Os impulsos e a vontade estão reduzidos e deixa de realizar atividades que costumava fazer no cotidiano. A redução nos níveis de energia é evidente. Sono e apetite estão alterados quase todos os dias.

> **Todo tratamento de depressão tem como base pelo menos três objetivos:**
>
> 1) **Remissão completa dos sintomas:** fazer com que o paciente volte a apresentar os mesmos níveis de humor, energia, vontade e movimentação que apresentava antes de deprimir;
>
> 2) **Recuperação funcional:** permitir com que o indivíduo consiga restabelecer todas as suas atividades prévias de antes de adoecer;
>
> 3) **Desenvolvimento de resiliência contra novos gatilhos e estressores ambientais:** garantir que, mesmo que o indivíduo passe por novos estressores psicológicos, ele consiga ter habilidades e estratégias para lidar com o estresse sem deprimir novamente.

Antes de iniciar o tratamento de algum episódio depressivo de qualquer gravidade é necessário garantir que medidas não-farmacológicas adjuvantes ao tratamento tenham sido adequadamente empreendidas, pois garantem uma resolução mais rápida e eficaz da depressão:

▶ Suspender qualquer agente que possa reduzir o humor ou contribuir para depressão (medicamentos, substâncias químicas, comportamentos ou ambientes aversivos);

▶ Instituir adequada higiene do sono, isto é, um sono com quantidade e qualidade adequados;

▶ Implementação de adequado estilo de vida: interrupção do tabagismo; exercícios físicos e dieta saudável com alimentos que reduzam a inflamação do organismo (rica em vegetais, frutas e com menor índice de açúcares e gorduras);

▶ Interrupção do uso de substâncias químicas (se presente).

Embora existam muitos compostos antidepressivos no mercado, nem todos eles são iguais. Sempre que um tratamento medicamentoso for considerado, em primeiro lugar deve se observar quais os benefícios do uso do medicamento, quais os efeitos colaterais e os riscos que esse medicamento pode apresentar em curto, médio e longo prazo. As classes mais modernas de medicamentos (inibidores seletivos de recaptura de serotonina – ISRS e os inibidores duais de recaptura de serotonina e noradrenalina – ISRSN) parecem apresentar a mesma eficácia que os antigos antidepressivos tricíclicos, mas com bem menos efeitos colaterais, e por isso sempre devem ser utilizados primeiramente no tratamento. Apesar disso, sempre que algum parente de primeiro grau (mãe, pai ou irmãos) ou o próprio paciente tenha se beneficiado de um antidepressivo específico no passado, a recomendação é que este antidepressivo seja tentado em primeiro lugar antes da experimentação de novos tratamentos.

De maneira geral e com base nas evidências científicas oriundas de estudos clínicos com boa qualidade metodológica, são considerados **medicamentos de primeira linha** no tratamento do transtorno depressivo maior: antidepressivos inibidores seletivos da recaptação de serotonina (fluoxetina, paroxetina, sertralina, citalopram, escitalopram e fluvoxamina), antidepressivos inibidores seletivos da recaptação de serotonina e noradrenalina (venlafaxina, desvenlafaxina e duloxetina), mirtazapina, bupropiona e a vortioxetina.

Os **medicamentos de segunda linha** são os antidepressivos tricíclicos (amitriptilina, nortriptilina, clomipramina e imipramina), antidepressivo trazodona e o antipsicótico quetiapina. Os **medicamentos de terceira linha**, por sua vez, são os antidepressivos inibidores da monoaminaoxidase (tranilcipromina) (Tabela 4.1). Mesmo as diretrizes de tratamento colocando todos os ISRS e ISRNS juntos como medicamentos de primeira linha, existem diferenças de eficácia entre eles. Estudos mostraram que, entre os agentes de primeira linha, os mais eficazes e que deveriam ser utilizados antes de qualquer outro medicamento são: sertralina, escitalopram, venlafaxina e mirtazapina.

Os antidepressivos tricíclicos e os inibidores da monoaminaoxidase são medicamentos muito potentes, mas que aparecem nas diretrizes como segunda e terceira linha porque apresentam mais efeitos colaterais e menor segurança do que os outros antidepressivos mais modernos. Entretanto, em casos graves e resistentes, sua utilização continua sendo necessária e bem indicada. Vale a pena lembrar que existe um medicamento que não é da classe dos antidepressivos, mas sim da classe dos antipsicóticos (quetiapina), que se mostrou eficaz no tratamento de depressões unipolares. Este medicamento já foi amplamente estudado e indicado no tratamento da depressão no transtorno bipolar. Esta nova evidência científica incorporou a quetiapina como possibilidade também no tratamento de depressões unipolares; porém, devido aos possíveis efeitos colaterais negativos (ganho de peso e aumento de colesterol e triglicérides), tal medicamento só deve ser utilizado quando o uso dos antidepressivos já foi tentado ou quando há alguma outra justificativa que indique sua utilização.

TABELA 4.1 – TRATAMENTOS FARMACOLÓGICOS COM EVIDÊNCIA CIENTÍFICA	
Primeira linha	◆ Inibidores seletivos da recaptação de serotonina: • Fluoxetina • Sertralina • Paroxetina • Citalopram • Escitalopram • Fluvoxamina ◆ Inibidores seletivos da recaptação de serotonina e noradrenalina (antidepressivos duais): • Venlafaxina • Desvenlafaxina • Duloxetina • Mirtazapina • Bupropiona • Vortioxetina
Segunda linha	◆ Antidepressivos tricíclicos: • Amitriptilina • Nortriptilina • Clomipramina • Imipramina • Trazodona ◆ Antipsicóticos de segunda geração: Quetiapina

TABELA 4.1 – TRATAMENTOS FARMACOLÓGICOS COM EVIDÊNCIA CIENTÍFICA	
Terceira linha	◆ Inibidores de monoaminaoxidase (IMAO): Tranilcipromina

Fonte: Kennedy *et al*, 2017.

Os **efeitos colaterais** dos antidepressivos são um fator importante que deve ser levado em conta na escolha do medicamento e na sua possível descontinuação caso não ocorra melhora destes efeitos. Embora existam efeitos colaterais que são comuns ao grupo ao qual o antidepressivo pertence, mesmo dentro de um mesmo grupo estes efeitos são variáveis entre os agentes. Os ISRS e os Duais possuem como principal efeitos colaterais: sintomas gastrintestinais (boca seca, náuseas e vômitos), cefaleia, suor excessivo, insônia, aumento de ansiedade e diminuição do interesse sexual e da libido. Os antidepressivos tricíclicos apresentam muitos efeitos periféricos no organismo, como boca seca, intestino preso, retenção urinária, taquicardia e dificuldade de enxergar adequadamente. Os antigos antidepressivos IMAO possuem risco de interação do medicamento com alguns alimentos, podendo provocar crises de hipertensão arterial quando utilizados de forma concomitante com queijos e vinhos envelhecidos e alimentos conservados em geral. Embora os efeitos colaterais muitas vezes sejam comuns a uma mesma classe de antidepressivos, alguns efeitos colaterais se destacam para alguns agentes, por exemplo: náuseas são intensas com fluvoxamina, vortioxetina e venlafaxina; constipação intestinal são mais comuns com venlafaxina, duloxetina, paroxetina, mirtazapina e fluvoxamina; diarreias são comuns com sertralina e paroxetina; sonolência excessiva durante o dia são mais frequentes com mirtazapina, paroxetina, fluvoxamina, trazodona, amitriptilina e clomipramina; insônia ocorre com mais frequência com venlafaxina, duloxetina, bupropiona e tranilcipromina; retardo ejaculatório e dificuldade de obter o orgasmo é frequente com paroxetina; redução do interesse sexual é marcante com sertralina, escitalopram, venlafaxina e duloxetina. Ganho de peso é mais intenso com mirtazapina e os antidepressivos tricíclicos (Figura 4.2).

Antidepressivo	Boca seca	Náuseas	Constipação	Diarréia	Sonolência diurna	Insônia	Disfunção sexual	Ganho de peso
Agomelatina	−	−	−	−	−	−	−	+
Amitriptilina	++	++	+	+	++	+	+	++
Bupropiona	++	++	+	+	−	+++	−	−
Citalopram	++	++	+	+	+	+	++	+
Clomipramina	++	++	+	+	++	+	+	++
Duloxetina	++	++	++	+	+	+++	+++	+
Escitalopram	+	++	+	+	+	++	+++	+
Fluoxetina	++	++	+	+	+	++	+	+
Fluvoxamina	++	+++	++	+	++	+	+	+
Imipramina	++	++	+	+	++	++	+	++
Mirtazapina	++	−	++	+	+++	−	−	+++
Nortriptilina	++	++	+	+	++	+	+	+
Paroxetina	++	++	++	++	++	+	+++	+
Sertralina	++	++	+	++	+	+	+++	+
Tranilcipromina	+	+	+	+	−	+++	+	+
Trazodona	++	++	+	+	++	−	−	+
Venlafaxina	++	+++	++	+	+	+++	+++	+
Desvenlafaxina	++	++	+	+	+	++	++	+
Vortioxetina	+	+++	+	+	+	+	−	+

Kennedy *et al*, 2016; Kronstein PD *et al*, 2015

Figura 4.2 – Efeitos colaterais por molécula de antidepressivo: (+++) Efeito colateral intenso; (++) Efeito colateral moderado; (+) Efeito colateral leve; (−) Efeito colateral mínimo ou ausente.

Ao contrário do que se imagina, os **tratamentos psicológicos** não são inócuos e, assim como alguns medicamentos, algumas abordagens de terapia podem agravar alguns sintomas, provocar efeitos colaterais e até mesmo riscos à vida do paciente. Além disso, abordagens de terapia que são hoje muito disseminadas na América do Sul (especialmente Brasil e Argentina) não têm sido mais utilizadas nos Estados Unidos e no restante do mundo, devido à carência de estudos científicos que comprovem sua real eficácia no tratamento da depressão.

Ao escolher um tratamento psicológico para um paciente com depressão, as diretrizes internacionais recomendam preferencialmente selecionarmos um tratamento de primeira linha, assim como ocorre quando se escolhe um tratamento medicamentoso. Entre as opções de **primeira linha de psicoterapia** estão: terapia cognitivo comportamental (TCC), terapia interpessoal e a terapia de ativação comportamental. Tratamentos de segunda linha devem ser recomendados se os tratamentos de primeira linha falharam ou estiverem indisponíveis. São **psicoterapias de segunda linha** no tratamento da depressão: terapia *mindfulness*, terapia de solução de problemas e terapia psicodinâmica breve. Os tratamentos de terceira linha devem ser reservados para casos nos quais tratamentos de primeira e segunda linha não estão disponíveis. São **psicoterapias de terceira linha**: terapias psicodinâmicas de longa duração (psicanálise, psicoterapia junguiana, psicoterapia lacaniana, terapia Gestalt, psicodrama etc.). Embora no Brasil a maior parte dos terapeutas tenha orientação psicanalítica, salientamos que este tipo de psicoterapia não possui embasamento científico para o tratamento de transtornos depressivos. Isso não significa que tais abordagens não tenham utilidade em pacientes sem transtorno psiquiátrico ou que busquem terapia para autoconhecimento e resolução de problemas.

TABELA 4.2 – TRATAMENTOS PSICOTERÁPICOS COM EVIDÊNCIA CIENTÍFICA	
Primeira linha	• Terapia cognitivo comportamental (TCC); • Terapia interpessoal; • Terapia de ativação comportamental.
Segunda linha	• Terapia *mindfulness*; • Terapia de solução de problemas; • Terapia psicodinâmica breve.
Terceira linha	• Terapias psicodinâmicas de longa duração.

Sempre que um paciente utiliza um determinado medicamento na dose máxima tolerada e por um período de tempo satisfatório para se observar uma resposta antidepressiva adequada, e ainda assim não remitiu da depressão, dizemos que houve falha de tratamento e uma nova e adequada conduta deve ser buscada para a remissão completa dos sintomas. A **troca de antidepressivos** será sempre bem indicada quando:

- ▶ Há efeitos colaterais incômodos ou que limitem incremento de dose;
- ▶ Não houve melhora subjetiva de nem 25% com o antidepressivo atual;
- ▶ O episódio depressivo atual tem baixa gravidade e comprometimento funcional que permitem início de novo ensaio terapêutico e aguardar o efeito do novo medicamento.

Se for decidido pela troca, recomenda-se um segundo antidepressivo de maior eficácia, independentemente se da mesma ou de classe diferente. Troca rápida é geralmente preferível a menos que haja um potencial de interação medicamentosa que requeira um período sem antidepressivos após a troca. Sugere-se que, de maneira geral, o primeiro antidepressivo utilizado seja da classe dos ISRS, devido à boa tolerabilidade. Caso o primeiro antidepressivo ISRS não funcione, é possível tentar um segundo antidepressivo da classe dos ISRS (igual ou mais eficaz do que o primeiro). Na falha de dois antidepressivos ISRS, é fortemente recomendado um antidepressivo dual, como a venlafaxina.

Quando é observada uma resposta parcial com o antidepressivo que o paciente vem utilizando e existe boa tolerabilidade com relação aos efeitos colaterais deste medicamento, o ideal é que seja feita uma **potencialização do antidepressivo** utilizado com agentes que sejam de outra classe farmacológica. As evidências apoiam a potencialização de antidepressivos com antipsicóticos de segunda geração (aripiprazol, quetiapina, olanzapina e risperidona) e com lítio.

Em casos nos quais observamos uma resposta parcial com o antidepressivo que o paciente vem utilizando e existe boa tolerabilidade com relação aos efeitos colaterais deste medicamento, também é possível **combinar dois antidepressivos**. Embora esta seja uma conduta amplamente praticada, a base de evidências científicas para sua utilização é pequena e. As combinações que possuem evidência científica são: ISRS + mirtazapina; Venlafaxina + Mirtazapina; e ISRS + Bupropiona.

B) TRATAMENTO DO TRANSTORNO DEPRESSIVO PERSISTENTE

O tratamento de episódios depressivos cronificados (mais de 2 anos de duração) é sempre mais complicado e com maiores índices de falhas e persistência de sintomas do que de episódios depressivos agudos e que são prontamente tratados. Antigamente, o tratamento de distimia (presença de sintomas depressivos leves por mais de dois anos que nunca chegaram a ser suficientemente fortes para configurar um episódio depressivo maior) e da depressão crônica (episódios depressivos maiores persistentes por mais de dois anos) eram diferentes de acordo com cada diagnóstico. Após a compilação de dados de estudos científicos, chegou-se à conclusão de que a presença de sintomas depressivos leves ou de depressão instalada por longos períodos torna qualquer um dos quadros bem difícil em termos de tratamento, e as diretrizes recentes agruparam os dois quadros em uma mesma categoria (transtorno depressivo persistente) porque o tratamento dos dois não difere.

De maneira geral, os medicamentos utilizados no tratamento de quadros depressivos persistentes são os mesmos utilizados em um episódio depressivo maior agudo, entretanto, sabe-se que esta subpopulação de pacientes possui algumas peculiaridades que podem influenciar bastante no resultado final:

- ▶ São pacientes mais sensíveis aos efeitos colaterais dos antidepressivos e dos medicamentos psicotrópicos e, portanto, necessitam de prescrições de medicamentos com bom grau de tolerância e com efeitos brandos;
- ▶ É comum a persistência de sintomas depressivos residuais mesmo após adequada titulação da dose e manutenção do antidepressivo por tempo adequado. Em muitos casos será necessário combinar antidepressivos ou potencializar antidepressivos com outros agentes não-antidepressivos para um melhor efeito. Por outro lado, esta conduta pode aumentar o risco de efeitos colaterais e o paciente abandonar o tratamento;

▶ Abordagens psicoterápicas são fortemente recomendadas nestas subpopulações de pacientes deprimidos, principalmente as que focam na psicoeducação acerca da doença, sua gravidade e cronicidade, e em fatores psicológicos como persistência e modificação de distorções cognitivas.

Embora haja resultados positivos no tratamento de transtorno depressivo crônico com antidepressivos, alguns especialistas têm argumentado que pacientes com falhas de tratamento repetidas e um curso crônico de depressão devem ser submetidos a um planejamento terapêutico padronizado para doenças crônicas, ou seja, com menos esforços na remissão de sintomas e cura, como acontece na depressão aguda, e com maior ênfase na melhora do funcionamento e da qualidade de vida. Dessa maneira, recomenda-se nestes casos utilização de tratamentos psicoterápicos e medidas não-farmacológicas de maneira mais ampla.

C) TRATAMENTO DO TRANSTORNO DISFÓRICO PRÉ-MENSTRUAL

O tratamento do TDPM deve sempre ser realizado de forma conjunta com um médico ginecologista. Isso porque, embora muitas vezes os sintomas psíquicos sejam preponderantes, muitas vezes os sintomas físicos pré-menstruais também podem agravar a sintomatologia psíquica (dor, edema etc.). Uma das primeiras e mais importantes etapas durante o tratamento de TDPM é um correto diagnóstico e o esclarecimento sobre se o quadro é realmente um transtorno de humor relacionado ao período pré-menstrual ou se o caso se refere a um transtorno de humor que se agrava neste período. Isso é importante porque a maior parte dos transtornos do humor e de ansiedade podem se agravar neste período, e assim a paciente acreditar tratar-se de um TDPM por notar apenas a exacerbação dos sintomas neste período.

Uma das primeiras etapas no tratamento de um TDPM é o bloqueio da ovulação com **métodos hormonais** (pílulas anticoncepcionais). Embora intuitivamente seja esperado que com o bloqueio da ovulação ocorra o desaparecimento de todos os sintomas, estudos sobre o uso das pílulas não mostrou benefícios muito evidentes no controle dos sintomas. Pensa-se atualmente que isso se deve à administração conjunta do hormônio progesterona às pílulas com estrógeno, e também devido às flutuações hormonais abruptas que ocorrem quando a mulher usa o anticoncepcional por 21 dias e para 7 dias para menstruar.

A tentativa de controle dos sintomas (mesmo que psíquicos) deve sempre ser iniciada com métodos hormonais (pílulas contraceptivas). O ideal seria o uso com intervalos curtos sem pílula (24 dias com pílula e 4 dias sem) ou uso da pílula de maneira contínua. Algumas pílulas possuem menor risco de retenção de líquidos (pílulas com Drospirenona e Ciproterona). O uso de pílulas sem estrógeno ou de DIU podem piorar alguns sintomas pré-menstruais. Comparando os riscos e benefícios e a eficácia nos sintomas físicos de TPM, as pílulas com melhor efetividade seriam esquemas com Etinilestradiol (estrógeno) e Levonorgestrel (progesterona), em um planejamento contínuo por alguns ciclos. Em paralelo, sabemos também que pílulas combinadas de Etinilestradiol e Drospirenona ou Etinilestradiol e Ciproterona também possuem eficácia.

Quando os sintomas psíquicos persistem apesar de uma adequada supressão da ovulação com pílulas anticoncepcionais, ou os sintomas psíquicos são suficientemente graves a ponto de um diagnóstico de TDPM associado, o uso de medicamentos psicotrópicos é também recomendado. Como a maior parte dos transtornos do humor que compõem o TDPM são do espectro depressivo (unipolar), o uso de antidepressivos é a estratégia farmacológica mais bem estudada até o momento. Uma revisão sistemática da literatura recente compilou todos os estudos de boa qualidade realizados até então e concluiu que os antidepressivos que funcionaram no tratamento da TDPM foram fluoxetina, paroxetina, sertralina, citalopram, escitalopram, fluvoxamina, venlafaxina e duloxetina. Em contrapartida, antidepressivos tricíclicos e a bupropiona não foram eficazes na melhora dos sintomas. Dentre as terapias não farmacológicas, a única que apresentou evidência científica foi a acupuntura. O uso de vitaminas como cálcio, magnésio, vitamina B6 foram negativos. Pequenos estudos com cromo e triptofano foram positivos, mas os resultados são duvidosos e carecem de mais estudos. O uso de estimulação magnética transcraniana (EMT) não se mostrou positivo no tratamento de TDPM (Tabela 4.3).

TABELA 4.3 – TRATAMENTOS COM EVIDÊNCIA CIENTÍFICA NO TDPM	
Evidência positiva	◆ Pílulas anticoncepcionais: • Etinilestradiol 30 mcg + Drospirenona 3 mg • Etinilestradiol 20 mcg + Drospirenona 3 mg • Etinilestradiol 20 mcg + Levonorgestrel 90 mcg ◆ Antidepressivos: • ISRS (fluoxetina, paroxetina, sertralina, citalopram, escitalopram, fluvoxamina) • ISRSN (venlafaxina e duloxetina). ◆ Métodos não-farmacológicos: • Acupuntura

REFERÊNCIAS

ALBERTI, S. *et al.* Insomnia and somnolence associated with second-generation antidepressants during the treatment of major depression: a meta-analysis. *Journal of Clinical Psychopharmacology*, v. 35, n. 3, p. 296-303, 2015.

ANDRADE, C. Ketamine for Depression, 3: Does Chirality Matter? *Journal of Clinical Psychiatry*, v. 78, n. 6, p. 674-677, 2017.

ARNOW, B. A. *et al.* Depression subtypes in predicting antidepressant response: a report from the iSPOT-D trial. *The American Journal of Psychiatry*, v. 172, n. 8, p. 743-750, 2015.

BAUNE, B. T.; RENGER L. Pharmacological and nonpharmacological interventions to improve cognitive dysfunction and functional ability in clinical depression—a systematic review. *Psychiatry Research*, v. 219, n. 1, p. 25-50, 2014.

HIERONYMUS, F. *et al.* Consistent superiority of selective serotonin reuptake inhibitors over placebo in reducing depressed mood in patients with major depression. *Molecular Psychiatry*, n. 21, p. 523-530, 2016.

KENNEDY S. H. *et al.* Canadian Network for Mood and Anxiety Treatments (CANMAT) 2016 Clinical Guidelines for the Management of Adults with Major Depressive Disorder: Section 3. Pharmacological Treatments. *The Canadian Journal of Psychiatry*, v. 61, n. 9, p. 540-560, 2016.

KOESTERS, M. *et al.* Vortioxetine for depression in adults. *Cochrane Library Database System Reviews*, v. 7, CD011520, 2017.

LAM, R. W. *et al.* Canadian Network for Mood and Anxiety Treatments (CANMAT) consensus recommendations for functional outcomes in major depressive disorder. *Annals of Clinical Psychiatry*, n. 27, p. 142-149, 2015.

LINDE, K. *et al.* Efficacy and acceptability of pharmacological treatments for depressive disorders in primary care: systematic review and network meta-analysis. *Annals of Family Medicine*, n. 13, p. 69-79, 2015.

MAHABLESHWARKAR, A. R. *et al.* A randomized, placebo-controlled, active-reference, double-blind, flexible-dose study of the efficacy of vortioxetine on cognitive function in major depressive disorder. *Neuropsychopharmacology*, n. 40, p. 2025-2037, 2015.

MCINTYRE, R. S. *et al.* A randomized, doubleblind, placebo-controlled study of vortioxetine on cognitive function in depressed adults. *International Journal of Neuropsychopharmacology*, n. 17, p. 1557-1567, 2014.

PAE, C. U. *et al*. Vortioxetine: a meta-analysis of 12 short-term, randomized, placebo-controlled clinical trials for the treatment of major depressive disorder. *Journal of Psychiatry and Neuroscience*, n. 40, p. 174-186, 2015.

ROSENBLAT, J. D. *et al*. The cognitive effects of antidepressants in major depressive disorder: a systematic review and meta-analysis of randomized clinical trials. *International Journal of Neuropsychopharmacology*, v. 19, n. 2, pyv082, 2015.

SUPPES, T. *et al*. Lurasidone for the treatment of major depressive disorder with mixed features: a randomized, double-blind, placebo-controlled study. *The American Journal of Psychiatry*, v. 173, p. 400-407, 2016.

WIJKSTRA, J. *et al*. Pharmacological treatment for psychotic depression. *Cochrane Library Database System Reviews*, N. 7, CD004044, 2015.

CAPÍTULO 5

Tratamento dos transtornos bipolares

Assim como para os transtornos depressivos, também existem diretrizes de tratamento que podem ser acessadas por profissionais e pacientes e que sintetizam quais tratamentos medicamentosos e psicoterápicos foram devidamente avaliados se funcionam ou não no tratamento dos transtornos bipolares. A maior parte das evidências científicas atualmente disponíveis decorrem de pesquisas clínicas realizadas em pacientes com TB I. Isso acontece porque estas amostras de pacientes são mais homogêneas e o curso e apresentação da doença costuma ser semelhante entre os portadores. Além disso, muitos dos tratamentos farmacológicos do TB II decorrem de uma extrapolação dos dados de pesquisas realizadas no subtipo mais grave e clássico da doença (TB I). Embora haja uma validade científica para tal utilização dos dados, as populações de bipolares Tipo II são muito heterogêneas e muitas vezes os tratamentos recomendados em diretrizes devem ser individualizados para características individuais e de curso clínico de cada paciente deste subtipo.

Recomendamos que sempre que algum tratamento seja recomendado, o paciente tenha acesso a estas informações e possa discutir com seu médico os motivos pelos quais os tratamentos foram sugeridos. As últimas diretrizes publicadas sobre tratamento dos transtornos bipolares são:

- ◆ The International College of Neuro-Psychopharmacology (CINP) — Treatment Guidelines for Bipolar Disorder in Adults (2017);
- ◆ Royal Australian and New Zealand College of Psychiatrists clinical practice guidelines for mood disorders (2015);
- ◆ Canadian Network for Mood and Anxiety Treatments (CANMAT) and International Society for Bipolar Disorders (ISBD) collaborative update of CANMAT guidelines for the management of patients with bipolar disorder (2013);

A) TRATAMENTO DO TRANSTORNO BIPOLAR TIPO I

A maior parte dos estudos realizados e da evidência científica acumulada até o momento avaliou pacientes com TB I. Isso se deve ao fato de que esta é a forma clássica e mais prototípica da doença, sendo que os episódios de humor neste subtipo de transtorno bipolar são sempre fásicos e bem delimitados, permitindo um diagnóstico claro, evidente e sem atrasos na adoção do tratamento adequado, até porque muitos destes pacientes necessitam de internação quando passam pelos episódios de mania.

Embora a doença apresente episódios de humor agudos (mania, hipomania ou depressão), devido ao caráter crônico e recorrente é preciso sempre entender o transtorno bipolar como uma **doença única e contínua**, mesmo que o paciente se apresente estável no momento. Os tratamentos objetivam a melhora dos sintomas nas fases agudas (mania e depressão), mas devem levar em consideração também um efeito protetor contra o aparecimento de novos episódios futuros, que são praticamente certos no caso de o paciente permanecer sem medicamento após o tratamento da fase aguda. Existem pacientes com TB I que podem permanecer por até 10 anos totalmente assintomáticos, mesmo sem medicamentos preventivos contra novos episódios — mas estes casos são a exceção e não a regra. De maneira geral, todo paciente com TB I deve receber tratamento na fase aguda e continuar utilizando os mesmos ou outros estabilizadores de humor na fase de manutenção (fase em que o paciente mesmo sem sintomas utiliza medicamentos com efeito protetor contra novos episódios).

Os tratamentos da fase aguda, especialmente neste subtipo de TB em que a instabilidade ocorre com maior facilidade em direção ao polo maníaco, não devem precipitar ou aumentar o risco de uma oscilação do humor para a polaridade oposta, o que se chama clinicamente de **viradas de humor**, quer seja uma virada maníaca (quando um remédio usado para depressão leva o paciente para mania) ou virada depressiva (quando um remédio usado para tratar mania leva o paciente o para depressão). É importante lembrar também que, mesmo no TB I, em que a desregulação do humor é grave nos dois polos (mania x depressão), a ocorrência de episódios de depressão é sempre maior e, portanto, mesmo o TB I é considerado uma doença majoritariamente depressiva. Pacientes com TB I permanecem 30% das semanas no histórico total de doença em depressão e apenas 10% em mania ou hipomania. A seguir, dividiremos, para fins didáticos, quais os principais tratamentos das fases agudas e das fases de manutenção.

A1) Mania Aguda

O tratamento do episódio de mania agudo deve ser realizado com agentes estabilizadores de humor com efeito antimaníaco. Episódios de mania normalmente são graves, requerem hospitalização e em 60% dos casos cursam com sintomas psicóticos (delírios e/ou alucinações). Os familiares ou responsáveis por um paciente em mania devem estar cientes de que este tipo de alteração comportamental sempre cursa com falta de crítica sobre a condição de estar doente e as internações invariavelmente devem ser involuntárias (contra a vontade do paciente). Uma **internação involuntária**, apesar de parecer uma medida rígida e agressiva, é uma conduta médica que não pode ser postergada, inclusive com implicações legais caso isso ocorra. O médico, quando não indica internação em um quadro de mania, ou os familiares quando se recusam a internar um familiar em mania, precisam estar cientes dos riscos a que estão colocando o próprio paciente e outras pessoas ao seu redor ao agirem desta maneira. Muitas vezes observamos eventos graves como agressões, tentativas de suicídio e de homicídio, endividamentos e comportamentos humilhantes e vexatórios que poderiam ser evitados se o médico psiquiatra ou o familiar buscasse a internação antes de tais prejuízos. É comum o paciente agredir verbalmente os familiares e a equipe médica na ocasião da internação por não concordar com a restrição imposta, mas os familiares devem saber que agressões verbais e até mesmo físicas dificilmente serão lembradas pelo paciente após se recuperar do episódio de mania. Muitas destas memórias não são armazenadas porque a aceleração mental excessiva e os sintomas psicóticos dificultam a fixação da memória.

Episódios maníacos psicóticos normalmente são claros e evidentes para familiares e qualquer outra pessoa que se depare com um paciente nessas condições; entretanto, quando os sintomas maníacos se instalam sem sintomas psicóticos e de maneira lenta e sutil, é possível que pais e responsáveis não consigam identificar de pronto os sintomas e acreditar que muitos dos comportamentos são circunstanciais e ambientais. Observamos que, nestes casos, a internação geralmente é postergada por muito tempo porque o próprio familiar tem dúvidas sobre a existência real de uma doença psiquiátrica que esteja agindo por trás dos comportamentos do paciente, sendo que estes muitas vezes podem ser corriqueiros e não necessariamente bizarros como os de um paciente em franca mania psicótica (exemplo: passar várias noites acordado e dormir de dia, ligar o som muito alto durante a madrugada e atrapalhar os vizinhos; aumentar o consumo de material pornográfico e de sexo pago; uso abusivo de álcool e outras drogas; aumento dos gastos e endividamento; quebrar objetos e móveis de dentro de casa).

Uma vez que o paciente se encontra internado, é importante que o familiar entenda que muitas das medidas adotadas pela equipe médica e de enfermagem são baseadas em protocolos de cuidados e que atuam em função de uma resolução mais rápida para o quadro. Muitas vezes pode ser necessária a utilização de **medidas de restrição física**, como contenção de espaço (pedir que o paciente permaneça no quarto, pois os estímulos da enfermaria estão deixando-o mais agitado ou agressivo) e até mesmo a contenção mecânica no leito, que tem como objetivo não punir, mas reduzir os níveis de movimentação física e promover a proteção do paciente e da equipe em casos de agressividade e hostilidade. Além disso, recomenda-se internação em ambientes com pouco estímulo luminoso, sonoro e físico, pois sabe-se que a presença de qualquer tipo de estímulo acelera o paciente e pode torná-lo mais agitado e agressivo.

Em crises de mania aguda é necessário interromper imediatamente qualquer agente estimulante do sistema nervoso central (antidepressivos, anfetaminas, cafeína etc.). É importante evitar ao máximo privação de sono, e para isso pode ser necessário utilizar medicamentos sedativos durante o dia. Em alguns casos, pode ser necessário inclusive manter o paciente um pouco mais sedado do que o habitual, visando à redução dos sintomas de aceleração e a uma resolução mais rápida do episódio de mania. Se o sono estiver superficial ou o paciente estiver acordando durante a noite, isso pode ser um sinal de que o tratamento ainda não está otimizado. Estudos recentes mostraram também que prover rotina de sono (dormir e acordar no mesmo horário), alimentação (fixas em quantidade e no mesmo horário) e atividades (exercícios físicos ou mesmo leituras e outras atividades mentais) possuem um poder de estabilização do humor tão alto quanto o de medicamentos, e muitas vezes apenas o simples fato de o paciente estar internado e dentro de uma unidade com rotina rígida e pré-estabelecida já leva uma melhora do quadro maníaco.

Parece óbvio, mas é muito importante que os familiares impeçam o paciente de tomar qualquer decisão importante (compras, mudanças, separações etc.) neste período de mania, isso porque muitas vezes alguns eventos não podem ser revertidos apenas pelo fato de o paciente ter transtorno bipolar. Algumas medidas legais são cabíveis, mas muitas vezes se torna impossível demonstrar que o paciente estava fora de si quando tomou algumas destas decisões, e posteriormente ele deverá arcar com as consequências de algumas delas.

São considerados **agentes de primeira linha** no tratamento da mania aguda: lítio, ácido valpróico/valproato de sódio e alguns antipsicóticos de segunda geração (risperidona, olanzapina, quetiapina, aripiprazol, ziprasidona e asenapina). A quetiapina, devemos nos atentar, é um medicamento que possui efeito antimaníaco e antidepressivo, a depender da dose em que é utilizada; e a dose antimaníaca é sempre alta (>600mg/dia). Em doses inferiores a esta, a medicação poderia inclusive provocar uma piora da mania se a não for adequadamente e rapidamente ajustada para a dose correta de tratamento.

Quando esses agentes não forem suficientes para o tratamento de episódios de mania, sugere-se então a utilização dos **agentes de segunda linha**: haloperidol, carbamazepina, paliperidona, combinação de lítio e ácido valpróico, combinação de lítio e antipsicótico de segunda geração, combinação ácido valpróico com antipsicótico de segunda geração ou eletroconvulsoterapia (ECT). A utilização de ECT pode ser promovida a categoria de tratamento de primeira linha em casos de mania de elevada gravidade (intensa agressividade, sintomas psicóticos graves etc.) e em situações onde haja limitação no uso de medicamentos, como na gravidez. Em casos de mania refratária aos tratamentos de primeira e segunda linha, recomenda-se como **agentes de terceira linha**: clozapina (antipsicótico de segunda geração para casos refratários), lítio com carbamazepina, ácido valpróico com carbamazepina e potencialização de algum antimaníaco com tamoxifeno (medicamento utilizado no câncer de mama com comprovada eficácia na mania). São agentes que comprovadamente não possuem efeito antimaníaco e não devem ser utilizados com este princípio: topiramato, gabapentina e lamotrigina (Tabela 5.1).

TABELA 5.1 – TRATAMENTOS FARMACOLÓGICOS COM EVIDÊNCIA CIENTÍFICA NA MANIA AGUDA	
Primeira linha	◆ Lítio ◆ Ácido valpróico/Valproato de sódio ◆ Antipsicóticos de segunda geração (risperidona, olanzapina, quetiapina, aripiprazol ziprasidona e asenapina).
Segunda linha	◆ Haloperidol ◆ Carbamazepina ◆ Paliperidona ◆ Combinação Lítio + Ácido valpróico ◆ Combinação do Lítio + antipsicótico de segunda geração ◆ Combinação Ácido valpróico + antipsicótico de segunda geração ◆ Eletroconvulsoterapia (ECT).
Terceira linha	◆ Clozapina ◆ Lítio + Carbamazepina ◆ Ácido valpróico + Carbamazepina ◆ Potencialização de algum antimaníaco com tamoxifeno

A2) Depressão Aguda

Os episódios depressivos do TB I, embora sejam considerados como didaticamente idênticos aos episódios depressivos de um paciente com TDM, ou mesmo com TB II, na prática clínica costumam se apresentar com algumas características que são tipicamente a eles associadas, como presença de sintomas melancólicos graves (culpa excessiva e inapropriada, podendo chegar a intensidade delirante; falta de apetite e perda de peso graves, podendo chegar à necessidade de colocação de sondas e alimentação externa; intensa lentificação psicomotora podendo chegar à catatonia; sintomas psicóticos congruentes com o humor como delírios de ruína, delírio de negação do próprio corpo).

Normalmente os pacientes apresentam como primeiro episódio de humor do TB I um episódio depressivo. Na ausência de episódios de mania, que são elemento chave para esse tipo de avaliação, o diagnóstico pode não ser prontamente reconhecido. É muito comum a consolidação de diagnósticos de TB I após o uso de antidepressivos e outros tratamentos para depressão, como ECT e EMT. Um diagnóstico formal de TB I só se mostra possível quando já tenham ocorrido episódios de mania na história clínica pregressa do doente, mas em situações em que o médico se depara com episódios de depressão que se iniciam muito cedo e com forte histórico familiar de TB I, é possível que, por cautela, o tratamento do episódio depressivo seja realizado com antipsicóticos como a quetiapina, e não com antidepressivos, visto que as diretrizes de tratamento para TDM (como visto anteriormente) corroboram o uso desta medicação também na depressão unipolar. Apesar de os medicamentos antidepressivos serem assim chamados, não são os tratamentos mais indicados para a depressão do TB I, e são, inclusive, contraindicados em monoterapia nesta doença.

São considerados **agentes de primeira linha** no tratamento da depressão bipolar do TB I: antipsicóticos de segunda geração (quetiapina, lurasidona ou olanzapina), lítio, valproato de sódio e lamotrigina. A dose antidepressiva da quetiapina para pacientes com TB I gira em torno de 300 mg/dia. Como a quetiapina é um medicamento com efeito muito amplo a depender da dose, é importante salientar que doses até 100 mg/dia são exclusivamente sedativas e podem ser utilizadas para ajudar a regularizar o sono de pacientes com transtorno bipolar e transtornos psicóticos.

Embora a dose de 300 mg/dia seja a dose antidepressiva, também possui efeito sedativo e alguns pacientes podem levar algum tempo para notarem uma melhor tolerabilidade do sono, mas geralmente isso ocorre dentro de algumas semanas. Quando os tratamentos de primeira linha são ineficazes, recomenda-se **agentes de segunda linha**: lítio/valproato de sódio/lamotrigina com quetiapina, quetiapina com antidepressivo, lítio/valproato de sódio com lurasidona, lurasidona com antidepressivos, olanzapina com fluoxetina, lamotrigina com lítio, lítio com antidepressivo e valproato de sódio com lítio/antidepressivos. Como **agentes de terceira linha**: eletroconvulsoterapia (ECT) e potencialização com pramipexol (medicamento utilizado para tratamento da doença de Parkinson) ou modafinil (estimulante) (Tabela 5.2).

TABELA 5.2 – TRATAMENTOS FARMACOLÓGICOS COM EVIDÊNCIA CIENTÍFICA NA DEPRESSÃO BIPOLAR AGUDA	
Primeira linha	◆ Antipsicóticos de segunda geração: quetiapina, lurasidona ou olanzapina ◆ Lítio ◆ Valproato de sódio ◆ Lamotrigina

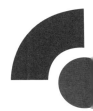

TABELA 5.2 – TRATAMENTOS FARMACOLÓGICOS COM EVIDÊNCIA CIENTÍFICA NA DEPRESSÃO BIPOLAR AGUDA

Segunda linha	◆ Lítio/Valproato de sódio/Lamotrigina + Quetiapina ◆ Quetiapina + Antidepressivo ◆ Lítio/Valproato de sódio + Lurasidona ◆ Lurasidona + Antidepressivos ◆ Olanzapina + Fluoxetina ◆ Lamotrigina + Lítio ◆ Lítio + Antidepressivo ◆ Valproato de sódio + Lítio/Antidepressivos
Terceira linha	◆ Eletroconvulsoterapia (ECT) ◆ Potencialização com pramipexol ou modafinil.

A3) Fase de Manutenção ou Prevenção de Novos Episódios

Uma das fases principais no tratamento do TB I é a utilização de medicamentos que previnam a ocorrência de novos episódios de humor, sejam de depressão ou de mania/hipomania. Nem sempre um medicamento que tratou adequadamente a fase aguda irá prevenir a ocorrência de novos episódios semelhantes. Por isso, estudos de longo prazo foram muito importantes para determinar quais medicamentos realmente preveniam novos episódios agudos futuros. Um ponto importante antes de decidir quais medicamentos manter ou trocar quando o paciente sair do episódio agudo, é saber qual o tipo de polaridade predominante naquele tipo de TB I. Isso porque existem pacientes com TB I que só apresentam mania, e nestes pacientes a fase de manutenção precisa conter agentes que previnam principalmente episódios de mania e hipomania; e o mesmo vale para pacientes com TB I que, embora tenham apresentado manias, experienciem principalmente episódios de depressão. Apesar de este não ser o cenário mais comum na prática clínica, o ideal seria manter o paciente com apenas um estabilizador de humor na fase de manutenção (monoterapia).

Como **primeira linha de tratamento** de manutenção, as diretrizes recomendam que, em pacientes com polaridade predominantemente maníaca o estabilizador com melhor evidência científica na proteção contra futuras manias é o lítio; e em pacientes com polaridade predominantemente depressiva o estabilizador com melhores resultados na proteção contra futuras depressões é a lamotrigina. Para pacientes com episódios maníacos e depressivos em mesma proporção, a quetiapina seria a melhor opção, sendo que a dose estabilizadora da quetiapina seria em torno de 400 mg/dia, visto que doses mais baixas são antidepressivas e doses maiores são antimaníacas.

Uma vez que o tratamento com um único estabilizador de humor tenha sido tentado, sem sucesso, é recomendado que se realize associações de estabilizadores visando prevenir novos episódios de humor. Algumas combinações com boa evidência são: lítio (prevenção de mania) com valproato de sódio (prevenção de depressão); aripiprazol (prevenção de mania) com lamotrigina (prevenção de depressão); aripiprazol (prevenção de mania) com quetiapina (prevenção de mania e depressão); e quetiapina (prevenção de mania e depressão) com lamotrigina (prevenção de depressão). Como recomendações de **segunda linha**: olanzapina em monoterapia (prevenção de mania e discretamente de depressão) ou a combinação olanzapina com Lítio/Valproato de sódio/Lamotrigina. Como **agentes de terceira linha** de recomendação estão a combinação de clozapina com lítio; clozapina com valproato de sódio; ou clozapina com lamotrigina (Tabela 5.3).

TABELA 5.3 – TRATAMENTOS FARMACOLÓGICOS COM EVIDÊNCIA CIENTÍFICA NA FASE DE MANUTENÇÃO	
Primeira linha	◆ Monoterapia • Polaridade depressiva: Lamotrigina • Polaridade neutra: Quetiapina • Polaridade maníaca: Lítio ou Olanzapina ◆ Combinação • Lítio + Valproato de sódio • Aripiprazol + Lamotrigina • Aripiprazol + Quetiapina • Quetiapina + Lamotrigina
Segunda linha	◆ Olanzapina em monoterapia ◆ Olanzapina + Lítio/Valproato de sódio/Lamotrigina
Terceira linha	◆ Clozapina + lítio ◆ Clozapina + valproato de sódio ◆ Clozapina + Lamotrigina

B) TRATAMENTO DO TRANSTORNO BIPOLAR TIPO II, CICLOTIMIA E OUTROS TRANSTORNOS BIPOLARES.

As diretrizes de tratamento de TB II se baseiam em grande parte na extrapolação de dados dos estudos clínicos de TB I. Em paralelo, muitos destes dados são de análises secundárias dos estudos de TB I e não são estudos exclusivos de pacientes com TB II. Além disso, as pesquisas e os próprios técnicos do DSM-5 utilizam como critério de hipomania os mesmos da mania, mas com uma menor intensidade de sintomas, não considerando todas as subpopulações de bipolares de Tipo II mencionadas anteriormente. Isso dificulta o estabelecimento e uso de diretrizes de tratamento neste subtipo e nos subtipos ainda mais leves de transtorno bipolar (ciclotimia e outros transtornos bipolares), principalmente porque as evidências se aplicam apenas às subpopulações que apresentaram uma hipomania que se aproxima de um episódio de mania leve, sendo que, como explicado anteriormente, a maior parte das apresentações de hipomanias são quadros ainda mais discretos e transitórios e com muitos sintomas e apresentação clínica diferentes da mania.

De maneira geral, as diretrizes de tratamento recomendam os medicamentos que são eficazes na mania são igualmente eficazes no tratamento de sintomas hipomaníacos. Assim, pacientes que apresentem episódios hipomaníacos como no TB II ou que tenham sintomas hipomaníacos em virtude de episódios mistos deveriam receber agentes antimaníacos. No entanto, a questão mais importante no tratamento de TB II não é o tratamento agudo da própria hipomania, mas o reconhecimento de que elas existem, se repetem e que sua presença na história natural da doença transforma a natureza das depressões recorrentes de TB II, permitindo inclusive sua diferenciação com o TDM recorrente. Quando um paciente tem episódios depressivos recorrentes, apenas o tratamento com antidepressivos é suficiente; já quando o paciente tem episódios depressivos recorrentes com hipomanias entre estes episódios, trata-se de uma outra doença com características clínicas e curso completamente diferentes. Embora façam parte de uma mesma entidade clínica (transtorno bipolar), o TB II é uma doença muito diferente do TB I. A natureza depressiva do TB II é muito mais evidente e a recorrência elevada de episódios depressivos e muitas vezes pouco responsivos aos tratamentos habituais é a o cenário clínico que mais comumente observamos.

Toda vez que um psiquiatra se depara com uma história clínica de múltiplos episódios depressivos ao longo da vida, isto é, elevada recorrência, principalmente em paciente com histórico familiar de depressão e episódios que se iniciaram muito cedo, é importante investigar a ocorrência de hipomanias ao longo da vida. A identificação destes episódios é muito importante porque muda o diagnóstico de TDM para TB II, e isso muda a abordagem com relação à resistência ao tratamento. Como vimos anteriormente, a depressão resistente ao tratamento deve receber uma abordagem de potencialização, combinação ou troca de antidepressivos, ou com a utilização de eletroconvulsoterapia (ECT). Quando se trata de um episódio depressivo resistente a tratamento devido ao TB II, algumas outras abordagens são recomendadas além do uso de antidepressivos, além de condutas que promovam a ressincronização do sono com estabilizadores de humor (colocar o paciente para dormir cedo e acordar cedo). Um tratamento adequado dos sintomas hipomaníacos associados à depressão (depressões com características mistas) pode ser suficiente para levar a uma remissão do episódio depressivo, visto que o TB II se mostra como uma doença da instabilidade de ritmos biológicos, e a correção destes ritmos e o tratamento de quadros mistos por si só estabilizam a doença e promovem uma melhor na depressão.

Os episódios depressivos recorrentes são as manifestações sintomáticas mais comuns do TB II, e isso é agravado pelo fato de que os episódios depressivos no TB II são de difícil tratamento e mostram um alto índice de resistência terapêutica. As pesquisas mostram que a quetiapina é o medicamento com maior evidência científica disponível até o momento para o tratamento da depressão no TB II. Em pacientes com quadros leves, doses mais baixas (em torno de 150 mg/dia) podem ser suficientes, e nos mais graves as mesmas doses dos pacientes om TB I (300 mg/dia) podem ser necessárias. Um outro antipsicótico que foi aprovado nos Estados Unidos e que já chegou ao Brasil para o tratamento da depressão no TB I (e que provavelmente também apresente eficácia no tratamento da depressão do TB II) é a lurasidona. Alguns estudos estão sendo atualmente realizados nesta subpopulação de pacientes, e a expectativa em torno de seus benefícios neste subtipo de transtorno bipolar é alta. Além deles, mas com menor evidência de eficácia na depressão do TB II, estão lítio e anticonvulsivantes (lamotrigina e valproato de sódio).

Uma das principais diferenças em relação ao tratamento com TB I é a existência de evidências que apontam que o uso de antidepressivos em monoterapia no TB II pode não ser tão prejudicial quanto no TB I; mas, como veremos adiante, tudo isso vai depender de qual subpopulação de TB II estamos nos referindo, porque este diagnóstico engloba uma parcela grande de pacientes. Acredita-se, inclusive, que vários pacientes diagnosticados como TDM sejam, na realidade, pertencentes ao espectro bipolar, mas com manifestações discretas de sintomas hipomaníacos e até mesmo de depressões mais leves e com duração mais curta, e que muitas vezes nem busquem tratamento adequado porque desenvolvem estratégias para lidar com as oscilações do humor que não sejam o uso de medicamentos.

Existe uma falsa crença de que, pelo fato de o TB II ser uma doença com mais episódios depressivos do que o TB I, esta se aproximaria mais do TDM e responderia melhor ao uso de antidepressivos. No entanto, o que estudos demonstram é que muitas vezes a resposta a esse tipo de tratamento durante um episódio depressivo é maior nos pacientes com TB I (inclusive com viradas maníacas e hipomaníacas em alguns casos) do que nos pacientes com TB II, mostrando que são doenças bastante diferentes, inclusive em relação à resposta ao antidepressivo. Na prática clínica, o uso de antidepressivos no tratamento da depressão bipolar do TB II é muitas vezes inevitável por alguns motivos:

- ◆ O histórico natural da doença é tal que, para a maioria dos pacientes, sua apresentação inicial está em fase depressiva e, mesmo após o diagnóstico do transtorno bipolar, a maioria dos episódios que enfrentarão na vida serão de depressão maior;
- ◆ As únicas alternativas de farmacoterapia são antipsicóticos atípicos (quetiapina e lurasidona), anticonvulsivantes (valproato de sódio) e de lítio, nenhum dos quais foram desenvolvidos especificamente para tratar a depressão de forma específica;
- ◆ Na maior parte dos pacientes com TB II os antidepressivos parecem ser eficazes pelo menos por um certo período de tempo.

No entanto, na prática, o problema dos antidepressivos é que eles não são tão eficazes no tratamento da depressão bipolar II quanto no tratamento da depressão maior, e o desfecho se mostra amplamente imprevisível porque a depressão bipolar II é um grupo muito heterogêneo de doenças. Quando essas diferenças não são levadas em consideração, o que observamos é que a resposta aos antidepressivos na depressão bipolar tipo II é errática (Figura 5.1), se apresentando em seis diferentes tipos de respostas, descritas a seguir:

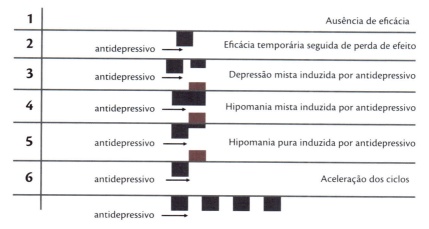

Figura 5.1 – Resposta antidepressiva errática no TB II.

(1) Ausência de Eficácia

Em alguns pacientes deprimidos com TB II o antidepressivo simplesmente não demonstra nenhum efeito, nem para piorar nem para melhorar a depressão. Estudos com boa qualidade metodológica recentes, denominados revisões sistemáticas com metanálise, demonstram que o número de pacientes deprimidos com TB II que simplesmente não demonstram nenhuma resposta frente ao antidepressivo é maior do que se imaginava. Nesses casos, fica evidente que o tratamento deva partir para classes diferentes de psicotrópicos como antipsicóticos e anticonvulsivantes. Na prática o que se vê são anos de tentativas de vários, senão todos os antidepressivos existentes, sem que se trabalhe com a possibilidade de um erro diagnóstico; ou seja, não se trata de uma depressão unipolar e não haverá resposta com os tratamentos aprovados para tal.

(2) Eficácia da Temporária Seguida de Perda de Efeito.

Em uma grande parcela dos pacientes com TB II o antidepressivo demonstra eficácia adequada em um primeiro momento do tratamento e é capaz de produzir resposta (redução de pelo menos 50% dos sintomas) e até remissão completa (desaparecimento completo dos sintomas), mas após algum período variável de tempo, o efeito parece desaparecer e os níveis de depressão retornam ao que o paciente apresentava antes. Um fenômeno que pode acontecer com antibióticos e parece acontecer com o antidepressivo no tratamento da depressão do TB II é taquifilaxia (também conhecida como tolerância antidepressiva). Como uma perda de resposta, a taquifilaxia é distinta de uma não resposta ao tratamento (resistência) ou a uma resposta parcial (inadequada). A exposição anterior a muitos antidepressivos ao longo da vida pode ser um fator no desenvolvimento da tolerância ao fármaco antidepressivo, e tem sido relatado que pacientes deprimidos com taquifilaxia antidepressiva vão se tornando progressivamente menos sensíveis às novas intervenções de tratamento com antidepressivos ao longo do tempo. Pesquisas apontam que a taxa de taquifilaxia ao antidepressivo no TB II é da ordem de 25%.

Um fator importante a ser avaliado quando se acredita que um medicamento perdeu o efeito antidepressivo em um paciente, é observar se este, na realidade, tenha apresentado uma ciclagem para uma hipomania leve que não foi corretamente identificada. A presença de oscilação de humor requer a combinação de um estabilizador, a fim de evitar que o paciente oscile entre depressões e hipomanias. Em alguns pacientes, a associação do estabilizador pode resolver o problema de perda de resposta antidepressiva.

(3) Depressão Mista Induzida por Antidepressivos.

Em alguns casos, a administração do antidepressivo pode produzir sintomatologia de polaridade maníaca no meio da depressão. Como explicado anteriormente, o DSM-5 reconhece a ocorrência de sintomas mistos tanto no TB II quanto no TDM. Ainda não existem estudos sobre o tratamento ideal de uma depressão mista, mesmo porque a consolidação deste conhecimento foi incluída recentemente nas diretrizes diagnósticas. Um estudo recente sobre a utilização de lurasidona em episódios depressivos mistos do TDM foi positivo, e coloca luz neste tópico que deve ser foco de muitas pesquisas a partir de agora.

Paralelo a isso, um conhecimento que já se possui é que o uso de antidepressivos pode piorar a sintomatologia mista na depressão, isto é, poderia deixar o paciente mais agitado. No contexto do TB II, podemos dizer que a conduta ideal não seja suspender o antidepressivo, mas ajustar a dose dos estabilizadores de humor antimaníacos que estão associados aos antidepressivos no tratamento. Quando a introdução do antidepressivo produz o aparecimento de sintomas mistos, provavelmente a melhor conduta seja a suspensão do fármaco. A presença de características mistas tem sido associada a piores resultados clínicos (ansiedade, angústia, desespero, sofrimento etc.), maior taxa de comorbidade (transtornos de personalidade, distúrbios de uso de substância), mais recidiva e maior risco de suicídio. Por isso, sempre que um antidepressivo ou qualquer outro estimulante (modafinil, anfetaminas etc.) forem utilizados em pacientes com TB II, estes devem ser constantemente monitorados para sintomas de ativação (insônia, maior uso de café, maior uso de cigarros, ansiedade, irritabilidade), pois estes podem indicar o aparecimento de um episódio misto de humor cujos desfechos podem ser graves e irreversíveis.

(4) Hipomania Mista Induzida por Antidepressivos.

A diretriz diagnóstica anterior (DSM-4) já admitia a existência de episódios maníacos com sintomas depressivos sobrepostos, e chamava o quadro de "estado misto", que não era mais do que um episódio de mania com alguns ou todos os sintomas depressivos associados. Como os episódios maníacos ocorrem apenas no TB I, o estado misto era um quadro inerente ao TB I. O conjunto mais recente de diretrizes (DSM-5) introduziu um especificador que pode ser aplicado a episódios maníacos ou hipomaníacos e, dessa forma, o TB II agora também pode apresentar quadros mistos de predomínio hipomaníaco com alguns sintomas depressivos. Infelizmente, até o momento, todo o corpo de evidências disponíveis sobre episódios mistos decorre de pesquisas na mania aguda e não há estudos que avaliaram hipomania mista.

Os agentes antimaníacos são eficazes no tratamento de manias mistas e parecem apresentar igual eficácia para hipomanias mistas. Estudos iniciais demonstraram que o uso de lítio sozinho era eficaz em mania pura, mas ineficaz em mania mista. Dados recentes mostraram que a combinação do lítio com outros agentes como olanzapina ou valproato de sódio possa ser eficaz. No geral, os antipsicóticos de segunda geração, o lítio (quando combinado com outros antimaníacos), o valproato e a carbamazepina são os melhores tratamentos para manias mistas. Uma extrapolação dos dados leva à inferência de que esses mesmos agentes possam ser efetivos no tratamento de hipomanias mistas do TB II. Uma questão que precisa ser melhor avaliada por ensaios clínicos específicos reside no conceito de que muitos pacientes

apresentam sintomas hipomaníacos mistos ou mesmo episódios hipomaníacos mistos após o uso de antidepressivos, e as recomendações
empíricas nestes casos seriam de que o estabilizador de humor antimaníaco precisaria ser aumentado ou o antidepressivo interrompido.
De qualquer maneira, ainda não está claro qual seria a melhor conduta
nestes casos.

(5) Hipomania Pura Induzida por Antidepressivos.

A questão que envolve a virada de humor induzida por antidepressivos
para hipomania ou mania foi amplamente avaliada em pacientes inicialmente categorizados como sendo portadores de TDM. Esses estudos
mostraram que esse subgrupo de bipolares ainda não diagnosticados
já apresentavam características de bipolaridade Tipo II, como predomínio de depressões atípicas e elevada comorbidade com transtorno de
personalidade borderline. Esses pacientes também apresentavam maior
recorrência de episódios depressivos e taxas mais elevadas de resistência ao tratamento, além de labilidade e irritabilidade após o tratamento
com antidepressivos.

Algumas subpopulações de pacientes com TB II são mais sensíveis
à ocorrência de hipomania pura (eufórica/expansiva) após o uso de
antidepressivos. Em contraste com a hipomania mista, que represen-
taria uma instabilidade aumentada e piores resultados clínicos, essas
subpopulações podem representar subgrupos de distúrbios do espectro
bipolar mais leves e mais puros; e talvez um ajuste do estabilizador de
humor seja suficiente para estabilizar a condição (em vez de suspender
o antidepressivo).

(6) Aceleração dos Ciclos Após Uso de Antidepressivos.

Em uma parcela de pacientes com predisposição aumentada para um
quadro de ciclagem rápida, o uso de antidepressivos pode contribuir
para uma aceleração dos ciclos, isto é, fazer com que o paciente passe
de um estado de humor para outro mais rapidamente, e que dessa
forma não alcance a estabilidade. Curiosamente, em alguns estudos
recentes feitos com pacientes portadores de transtorno bipolar com
curso típico de ciclagem rápida, a manutenção a longo prazo de antidepressivos (após o paciente melhorar da depressão na fase aguda)
resultou em um aumento triplicado na taxa de episódios depressivos no

primeiro ano de tratamento. Isso foi curioso porque o antidepressivo, que é um remédio para tratar a depressão agudamente em pacientes com uma doença instável do humor, levou a um aparecimento de depressão futura maio quando em comparação com o grupo de pacientes que não permaneceu utilizando o medicamento.

Em conclusão, sabe-se que a depressão resistente à farmacoterapia é um fenômeno multicausal, mas as investigações da última década revelaram que a bipolaridade não reconhecida é uma das causas mais frequentes de resistência ao tratamento. Ao enfrentar uma depressão resistente, os clínicos devem sempre procurar preditores de bipolaridade (histórico familiar de TB, idade precoce de início de depressão, sintomas atípicos, episódios depressivos recorrentes), porque a presença desta bipolaridade silenciosa pode justificar a resistência ao tratamento e indicar novas linhas terapêuticas.

Um problema muito comum que vemos na prática clínica diária é a realização de diagnóstico de transtornos de personalidade frente a quadros depressivos que não melhoram com o tratamento medicamentoso, apesar de várias trocas de tratamentos. Esta é uma conduta que deve ser fortemente evitada, pois transtornos de personalidade são quadros que independem de resposta a tratamento medicamentoso ou de sintomas depressivos. O médico psiquiatra não deve deixar de enxergar como sintomas da depressão certos comportamentos e atitudes apenas pelo fato de tais comportamentos não terem apresentando melhora com o tratamento medicamentoso.

Os estudos clínicos de tratamento de TB II ainda estão em fase embrionária e provavelmente muitas mudanças ainda virão a partir dos resultados de novos ensaios farmacológicos que vem sendo propostos. Em relação à ciclotimia, muitas vezes o diagnóstico é tardiamente ou nunca realizado, e isso leva ao uso excessivo e continuado de antidepressivos e sedativos, podendo transformar o quadro clínico em uma sintomatologia que novamente pode ser confundida com transtornos de personalidade, principalmente borderline e histriônico. Como se trata de um quadro leve, o uso de estabilizadores deve ser realizado de maneira lenta e progressiva, e geralmente serão necessárias doses menores do que no TB II. Em casos leves e com menor prejuízo da funcionalidade, inclusive, a utilização apenas de psicoterapia pode ser suficiente.

REFERÊNCIAS

AMSTERDAM, J. D. *et al.* Short-term venlafaxine v. lithium monotherapy for bipolar type II major depressive episodes: effectiveness and mood conversion rate. *The British Journal of Psychiatry: The journal of mental science,* v. 208, n. 4, p. 359-365, 2016.

ANTOSIK-WOJCINSKA, A. Z. *et al.* Efficacy and safety of antidepressant's use in the treatment of depressive episodes in bipolar disorder - review of research. *Psychiatria Polska,* v. 49, n. 6, p. 1223-1239, 2015.

BARBUTI, M. *et al.* Antidepressant-induced hypomania/mania in patients with major depression: Evidence from the BRIDGE-II-MIX study. *Journal of Affective Disorders,* v. 219, p. 187-192, 2017.

DATTO, C. *et al.* Bipolar II compared with bipolar I disorder: baseline characteristics and treatment response to quetiapine in a pooled analysis of five placebo-controlled clinical trials of acute bipolar depression. *Annals of General Psychiatry,* n. 15:9, 2016.

DUDEK, D. *et al.* Diagnostic conversions from major depressive disorder into bipolar disorder in an outpatient setting: results of a retrospective chart review. *Journal of Affective Disorders,* v. 144, n. 1-2, p. 112-115, 2013.

EL-MALLAKH, R. S. *et al.* Antidepressants worsen rapid-cycling course in bipolar depression: A STEP-BD randomized clinical trial. *Journal of Affective Disorders,* v. 184, p. 318-321, 2015.

EL-MALLAKH, R. S. *et al.* Antidepressants worsen rapid-cycling course in bipolar depression: A STEP-BD randomized clinical trial. *Journal of Affective Disorders,* v. 184, p. 318-321, 2015.

FORNARO, M. *et al.* Atypical Antipsychotics in the Treatment of Acute Bipolar Depression with Mixed Features: A Systematic Review and Exploratory Meta-Analysis of Placebo-Controlled Clinical Trials. *International Journal of Molecular Sciences.* v. 17, n. 2, 2016.

FOUNTOULAKIS, K. N. *et al.* The International College of Neuro-Psychopharmacology (CINP) Treatment Guidelines for Bipolar Disorder in Adults (CINP-BD-2017), Part 2: Review, Grading of the Evidence, and a Precise Algorithm. *The International Journal of Neuropsychopharmacology,* v. 20, n. 2, p. 121-179, 2017.

FRITZ, K. *et al.* Is a delay in the diagnosis of bipolar disorder inevitable? *Bipolar disorders,* v. 19, n. 5, p. 396-400, 2017.

GOODWIN, G. M. *et al.* Evidence-based guidelines for treating bipolar disorder: Revised third edition recommendations from the British Association for Psychopharma-cology. *Journal of Psychopharmacology,* v. 30, n. 6, p. 495-553, 2016.

HEIJNEN, W. T. *et al.* Efficacy of Tranylcypromine in Bipolar Depression: A Systematic Review. *Journal of Clinical Psychopharmacology.* v. 35, n. 6, p. 700-705, 2015.

KETTER T. A. *et al.* Lurasidone in the long-term treatment of patients with bipolar disorder: a 24-week open-label extension study. *Depression & Anxiety,* v. 33, n. 5, p. 424-434, 2016.

KOHLER, S. *et al*. Rapid Cycling in Bipolar Disorders: Symptoms, Background and Treatment Recommendations. *Fortschritte der Neurologie-Psychiatrie*, v. 85, n. 4, p. 199-211, 2017.

KUMAR, M. *et al*. The Mood Spectrum and Temperamental Instability in Unipolar and Bipolar Disorder. *Indian journal of psychological medicine* 39(3): 336-341; 2017.

LI, D. J. *et al*. Significant Treatment Effect of Bupropion in Patients With Bipolar Disorder but Similar Phase-Shifting Rate as Other Antidepressants: A Meta-Analysis Following the PRISMA Guidelines. *Medicine*, v. 95, n. 13, e3165, 2016.

LORENZO-LUACES, L. *et al*. Rapid versus non-rapid cycling bipolar II depression: response to venlafaxine and lithium and hypomanic risk. *Acta Psychiatric Scandinavica*, v. 133, n. 6, p. 459-469, 2016.

MALHI, G. S. *et al*. Antidepressants in bipolar depression: yes, no, maybe? *Evidence-based Mental Health*, v. 18, n. 4, p. 100-102, 2015.

MALHI, G. S. *et al*. Royal Australian and New Zealand College of Psychiatrists clinical practice guidelines for mood dis-orders. *Australian & New Zealand Journal of Psychiatry*, v. 49, n. 12, p. 1087-1206, 2015.

MALHI, G. S. *et al*. Are manic symptoms that 'dip' into depression the essence of mixed features? *Journal of Affective Disorders*, v. 192, p. 104-108, 2016.

NIEREMBERG, A. A. *et al*. Bipolar CHOICE (Clinical Health Outcomes Initiative in Comparative Effectiveness): a pragmatic 6-month trial of lithium versus quetiapine for bipolar disorder. *The Journals of Clinical Psychiatry*, v. 77, n. 1, p. 90-99, 2016.

PACCHIAROTTI, I. *et al*. The International Society for Bipolar Disorders (ISBD) task force report on antidepressant use in bipolar dis-orders. *The American Journal of Psychiatry*, v. 170, n. 11, p. 1249-1262, 2013.

PERUGI, G. *et al*. Mixed features in patients with a major depressive episode: the BRIDGE-II-MIX study. *The Journal of Clinical Psychiatry*, v. 76, n. 3, e351-358, 2015

PERUGI, G. *et al*. Cyclothymia reloaded: A reappraisal of the most misconceived affective disorder. *Journal of Affective Disorders*, v. 183, p. 119-133, 2015.

SIDOR, M. M.; MACQUEEN, G. M. Antidepressants for the acute treatment of bipolar depression: a systematic review and meta-analysis. *The Journal of Clinical Psychiatry*, v. 72, n 2, p. 56-167, 2011.

SUPPES, T. *et al*. Lurasidone adjunctive with lithium or valproate for bipolar depression: A placebo-controlled trial utilizing prospective and retrospective enrolment cohorts. *Journal of Psychiatric Research*, v. 78, p. 86-93, 2016.

SUPPES, T. *et al*. Lurasidone for the Treatment of Major Depressive Disorder With Mixed Features: A Randomized, Double-Blind, Placebo-Controlled Study. *The American Journal of Psychiatry*, v. 173, n. 4, p. 400-407, 2016.

TUNDO, A. *et al*. Short-term antidepressant treatment of bipolar depression: are ISBD recommendations useful in clinical practice? *Journal of Affective Disorders*, v. 171, p. 155-160, 2015.

VAN WISSEN, K. *et al*. Glutamate Receptor Modulators for Depression in Bipolar Disorder in Adults. *Issues in Mental Health Nursing*, v. 38, n. 6, p. 526-527, 2017.

VAZQUEZ, G. *et al*. Comparison of antidepressant responses in patients with bipolar vs. unipolar depression: a meta-analytic review. *Pharmacopsychiatry*, v. 44, n. 1, p. 21-26, 2011.

VOHRINGER, P. A. *et al.* Antidepressants in Type II Versus Type I Bipolar Depression: A Randomized Discontinuation Trial. *The Journal of Clinical Psychopharmacology,* v. 35, n. 5, p. 605-608, 2015.

YATHAM, L. N. *et al.* Canadian Network for Mood and Anxiety Treatments (CANMAT) and International Society for Bipolar Disorders (ISBD) collaborative update of CANMAT guidelines for the management of patients with bipolar disorder: update 2013. *Bipolar Disorders*, v. 15, n 1, p. 1-44, 2013.

YOUNG, A. H. *et al.* A double-blind, placebo-controlled study of quetiapine and lithium monotherapy in adults in the acute phase of bipolar depression (EMBOLDEN I). *The Journal of Clinical Psychiatry*, v. 71, n. 2, p. 150-162, 2010.

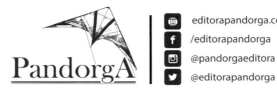
editorapandorga.com.br
/editorapandorga
@pandorgaeditora
@editorapandorga